Stoffwechsel beschleunigen

Intervallfasten

Zuckerfrei

Wie Sie dauerhaft Fett verbrennen, Ihren Körper natürlich entgiften und zuckerfrei Leben

Tom Wiest

1. Auflage
© 2018 Tom Wiest
Alle Rechte vorbehalten.

ISBN: 9781730991196

Stoffwechsel beschleunigen

Wie Sie in kurzer Zeit intuitiv abnehmen und dauerhaft dünn bleiben

Fett verbrennen! Nicht Zucker!

Tom Wiest

Inhalt

1	Einleitung	Seite 1
2	Wie funktioniert unser Stoffwechsel?	Seite 3
3	Die 3 verschiedenen Stoffwechsel-Typen	Seite 7
4	Anzeichen für einen gesunden schnellen Stoffwechsel	Seite 11
5	10 Methoden, den Stoffwechsel in Schwung zu bringen	Seite 15
6	25 Fatburner-Rezepte, die Ihren Stoffwechsel auf Hochtouren bringen	Seite 23
7	Schlusswort	Seite 88

KAPITEL 1
EINLEITUNG

Haben Sie sich schon einmal überlegt, warum manche Menschen scheinbar essen können, was sie wollen und trotzdem beneidenswert schlank sind, während andere ein Stück Torte sprichwörtlich nur ansehen müssen, und schon haben sie ein paar Pfund mehr auf den Rippen?

Grund dafür ist, dass nicht alle Menschen einen gleich ablaufenden Stoffwechsel haben. Es gibt die sogenannten „guten Essensverwerter", diese beneidenswerten Zeitgenossen, die offenbar alles und zu jeder Zeit essen können, aber trotzdem nicht zunehmen. Bei anderen hingegen läuft der

Stoffwechsel eher träge.

Ein guter und flotter Stoffwechsel ist in vielerlei Hinsicht wichtig. Er verhindert Übergewicht, sorgt dafür, dass der Körper rasch entschlackt und entgiftet wird, verhindert somit Krankheiten und trägt deutlich zu einem verbesserten Wohlbefinden bei.

Auch wenn uns ein schneller oder weniger schneller Stoffwechsel genetisch bedingt sozusagen in die Wiege gelegt wird, können wir doch eine ganze Menge dafür tun, um ihn zu beschleunigen, lästige Pfunde loszuwerden und ein gesundes aktives Leben zu führen. Wie das geht – dieses Buch erklärt es Ihnen.

KAPITEL 2
WIE FUNKTIONIERT UNSER STOFFWECHSEL?

Ohne Stoffwechsel wären wir nicht lebensfähig. Der Stoffwechsel – oder Metabolismus – sorgt dafür, dass die Nährstoffe, die wir mit der Nahrung aufnehmen, verwandelt werden und am Ende in den Organen ankommen, in denen sie gebraucht werden.

Der Stoffwechsel sorgt ebenfalls dafür, dass Abfallprodukte aus dem Körper ausgeschieden werden.

Und so funktioniert – in kurzen Worten erklärt – der Stoffwechsel der drei wichtigsten Nährstoffe.

Kohlenhydratstoffwechsel

Kohlenhydrate kommen in unserer Nahrung meist in komplexer Form – also als Vielfachzucker oder Polysaccharide vor. Beispiele für Nahrungsmittel mit komplexen Kohlenhydraten sind Brot, Kartoffeln, Reis und Pasta. Im Prozess der Verdauung werden diese in Einfachzucker bzw. Monosaccharide, vor allem Glukose und Fruktose aufgespalten. Diese Einfachzucker gelangen über das Blut in die Zellen, und dort findet dann der eigentliche Stoffwechselprozess statt. Aus den Monosacchariden gewinnt der Körper Energie.

Fettstoffwechsel

Fett ist unser wichtigster Energiespeicher. Beim Fettstoffwechsel werden die Nahrungsfette im Verdauungstrakt zerlegt – beginnend bereits im Magen, weiter im Darm. Überschüssige Fette werden in den Fettzellen für „magere Zeiten" gespeichert.

Eiweißstoffwechsel

Bei der Verdauung von Eiweiß werden Eiweiße bzw. Proteine in Aminosäuren aufgespalten. Diese werden mit dem Blut in die Zellen transportiert. Dort dienen sie nicht nur zur Gewinnung von Energie, sondern ebenfalls zur Bildung von Enzymen und Hormonen sowie zum Aufbau von Muskeln.

Kataboler und anaboler Stoffwechsel

Beim menschlichen Stoffwechsel oder auch Metabolismus unterscheiden wir zwischen zwei Phasen - dem katabolen und dem anabolen Stoffwechsel.

Katabolismus

Als Katabolismus wird der Abbau der Stoffwechselprodukte von komplexen zu einfachen Substanzen bezeichnet. Ziel des katabolen Stoffwechsels ist die Gewinnung von Energie für jede einzelne Zelle unseres Körpers. Ein Beispiel dafür ist

– wie weiter oben bereits erwähnt die Aufspaltung von komplexen zu einfachen Kohlenhydraten.

Anabolismus

Unter anabolem Stoffwechsel verstehen wir den Aufbau von Substanzen. Um beim Beispiel der Kohlenhydrate zu bleiben: Ein Teil der Einfachzucker, die zunächst über den katabolen Stoffwechsel mit dem Blut in die Zellen gelangt, wird anschließend in den Muskelzellen und der Leber wieder zu Vielfachzuckern umgewandelt und gespeichert. Dies dient zum Aufbau von Muskelmasse.

KAPITEL 3
DIE 3 VERSCHIEDENEN STOFFWECHSEL-TYPEN

Wir unterscheiden zwischen 3 Stoffwechsel-Typen – dem mesomorphen, dem ektomorphen und dem endomorphen.

Woran Sie diese erkennen und wodurch Sie sich unterscheiden, erfahren Sie im Folgenden.

Der mesomorphe Typ

Der mesomorphe Typ hat eine sportliche athletische Figur und verfügt über gute Muskeln. Dieser Typ baut schnell Muskeln auf, sein Anteil an

Körperfett ist eher gering. Meist sind mesomorphe Typen fit und sportlich, haben eine gesunde Haut, volles Haar und markante Gesichtszüge.

Der mesomorphe Typ verstoffwechselt weder besonders schnell noch besonders langsam, sondern sozusagen „normal". Er neigt nicht zu Übergewicht, kann jedoch selbstverständlich zunehmen, wenn er sich dauerhaft zu viele Kalorien zuführt.

Der ektomorphe Typ

Der ektomorphe Stoffwechseltyp ist meist groß mit langen Armen und Beinen und hat eine schmale Figur. Sein Haar ist meist eher dünn, aber nicht immer. Nur schwer baut er Muskeln auf – er setzt allerdings auch kaum Fett an.

Der ektomorphe Typ verstoffwechselt sehr schnell, er verbrennt überdurchschnittlich viele Kalorien. Er kann offenbar ständig essen, ohne dick zu werden. Sein Stoffwechsel arbeitet schnell und ist immer auf Hochtouren. Aufgrund seiner langen

Gliedmaßen kann er beim Laufen sehr erfolgreich sein. Dieser Typ muss nie Angst haben, übergewichtig zu werden, dafür kann er jedoch auch kaum Muskelmasse aufbauen.

Der endomorphe Typ

Der endomorphe Typ ist klein, gedrungen und hat kurze Arme und Beine. Er neigt zu Übergewicht. Oft hat er fettige Haut und meist eher dünne Haare. Sein gesamtes Erscheinungsbild ist rund und weich.

Der endomorphe Typ verstoffwechselt deutlich langsamer als die beiden anderen Typen. Er verbrennt die aufgenommenen Kalorien nur langsam und nimmt schnell zu. Allerdings ist er auch in der Lage, schnell und effektiv Muskeln aufzubauen. Dieser Typ muss immer „aufpassen", dass er nicht zu viele Kalorien aufnimmt bzw. diese schnell wieder abtrainiert, dafür wird er aber auch nie schwach oder mager wirken.

Sie haben keinen Einfluss darauf, was für ein

Stoffwechsel-Typ Sie sind. Die Typen werden vererbt. Dennoch – sollten Sie zu den „Langsam-Verbrennern" gehören – können auch Sie einiges dafür tun, Ihren Stoffwechsel zu beschleunigen.

Eine wesentliche Rolle spielt auch das Alter. Ab ca. dem vierzigsten Lebensjahr verlangsamt sich unser Stoffwechsel – und zwar gilt hier die Faustregel alle zehn Jahre um etwa fünf Prozent. Dies ist auch einer der Gründe, warum es mit zunehmendem Alter immer schwerer fällt, Gewicht zu reduzieren.

KAPITEL 4
ANZEICHEN FÜR EINEN GESUNDEN SCHNELLEN STOFFWECHSEL

- Ein gesunder Stoffwechsel hat zahlreiche Vorteile, diese sind im Wesentlichen:

- Wer einen gesunden Stoffwechsel hat, nimmt leichter und schneller ab.

- Ein schneller Stoffwechsel verhindert eine Einlagerung von Giften und Schlacken.

- Mit einem gesunden Stoffwechsel wird die Fettverbrennung angekurbelt.

- Bedingt durch die vorigen Punkte führt ein beschleunigter Stoffwechsel also zu Gewichtsreduktion, Vermeidung von Krankheiten und einem allgemein erhöhten Wohlbefinden.

Ob Ihr Stoffwechsel gut funktioniert oder ob Sie ihn beschleunigen sollten, erfahren Sie bei der Beantwortung der folgenden Fragen:

Nehmen Sie schnell zu?

Ein Anzeichen für einen fleißig arbeitenden Stoffwechsel ist, dass man trotz gelegentlicher „Sünden" nicht zunimmt. Grund ist, dass bei einem guten Stoffwechsel mögliche überschüssige Energien direkt an die Muskeln weitergeleitet werden, die diese sofort verwerten. Somit entstehen keine unliebsamen Fettpölsterchen auf Hüften und Oberschenkeln. Gehören Sie allerdings zu denjenigen, die bereits „vom Hingucken" gefühlte zwei Kilo mehr auf den Hüften haben, können Sie davon ausgehen, dass Ihr Stoffwechsel langsam arbeitet.

Funktioniert Ihre Verdauung?

Wenn Sie sich über eine rege Verdauung freuen können – also mindestens einmal täglich problemlos Stuhlgang haben – können Sie davon ausgehen, dass Ihr Stoffwechsel gut und schnell arbeitet. Leiden Sie hingegen öfter an Verstopfung, ist dies ein Zeichen dafür, dass Ihr Stoffwechsel zu langsam ist.

Sind Sie stets fit und ausgeschlafen?

Funktioniert Ihr Stoffwechsel gut und schnell, fühlen Sie sich in der Regel fit und ausgeschlafen. Menschen mit einem verlangsamten Stoffwechsel klagen hingegen häufig über Müdigkeit und Erschöpfung.

Haben Sie einen gesunden Appetit?

Haben Sie oft Hunger? Essen Sie auch nicht gerade wenig? Keine Sorge, dies ist ein gutes Zeichen! Denn ein gesunder Appetit bedeutet, dass Ihr Körper die aufgenommene Nahrung rasch verwertet und demzufolge relativ bald nach Nachschub verlangt.

Ist Ihnen oft warm?

Menschen mit einem schnellen Stoffwechsel produzieren schneller als andere Menschen Energie für Ihren Körper. Wenn Ihnen also meist warm ist und Sie nicht so leicht frieren, ist das ein Anzeichen für einen gut arbeitenden Stoffwechsel. Menschen mit einem langsamen Stoffwechsel neigen hingegen leicht zum Frösteln oder Frieren.

KAPITEL 5
10 METHODEN, DEN STOFFWECHSEL IN SCHWUNG ZU BRINGEN

Beneidenswert sind die Menschen, die mehr oder weniger bedenkenlos futtern können und keinerlei Gewichtsprobleme haben. Ich gehöre leider zu den anderen – allein bei dem Gedanken an einen Teller Pasta kneift mein Hosenbund. Falls auch Sie einen eher trägen Stoffwechsel haben – es gibt eine ganze Menge Dinge, die Sie tun können, um ihn auf Trab zu bringen.

1. Ausreichend Flüssigkeit

Ausreichend Flüssigkeit, allen voran Wasser, ist

der Stoffwechsel-Booster Nr. 1. Bei mangelnder Flüssigkeitsaufnahme wird sich der Stoffwechsel verlangsamen. Trinken Sie daher täglich 2 bis 3 Liter – am besten stilles Wasser oder auch ungesüßten Kräutertee. Wenn Ihnen Wasser allein zu fad ist, können Sie es mit einem Spritzer Zitrone oder Limette aufpeppen.

2. Mehrere kleine Mahlzeiten

Mehrere kleine Mahlzeiten über den Tag verteilt sind besser als 2 oder 3 große. Warum? Auf diese Weise hat der Körper immer mit der Verdauung zu tun, ist als non-stop am Arbeiten. So wird der Stoffwechsel in Gang gehalten, und es kommt nicht zu längeren Pausen.

3. Den Tag mit einem Frühstück beginnen

Viele Menschen, besonders die sogenannten „Eulen", also diejenigen, die eher am Abend aktiv sind, am Morgen aber nur schwer in die Gänge kommen, verzichten auf das Frühstück. Oft aus

Zeitnot – weil sie morgens lieber noch eine Stunde länger im Bett bleiben anstatt sich ein gesundes Frühstück zuzubereiten, andere wiederum behaupten, am Morgen einfach noch nichts essen zu können. Das ist leider ein großer Fehler, denn das Frühstück ist die vielleicht wichtigste Mahlzeit des Tages. Nach der langen Pause während der Nacht benötigt der Körper Energie, um den Stoffwechsel in Gang zu bringen. Studien haben gezeigt, dass abnehmwillige Menschen, die den Tag mit einem Frühstück begannen, schneller und effektiver an Gewicht verloren als solche, die darauf verzichteten. Deshalb: Verzichten Sie notfalls morgens auf ein paar Minuten Schlaf, aber auf keinen Fall auf ein gesundes nährstoffreiches Frühstück!

4. Scharfes Essen

Sicher haben Sie auch schon die Erfahrung gemacht, dass nach dem Genuss eines scharfen Curry beim Inder oder Thai die Verdauung sehr gut und meist auch sehr rasch funktionierte, nicht wahr? Zutaten und Gewürze wie beispielsweise Chili, Piment, Jalapenos, Kümmel, Knoblauch oder Curry gelten als verdauungsfördernd und somit als Stoffwechsel-Booster.

5. Grüner Tee

Auch wenn bereits die Wichtigkeit von Flüssigkeit allgemein erläutert wurde, möchte ich doch noch einmal speziell auf Grünen Tee eingehen. Als Antioxidans und somit als ein Mittel, das Krebsrisiko zu senken, ist Grüner Tee ja bereits bekannt. Inzwischen gibt es Untersuchungen, die belegen, dass er auch den Stoffwechsel beschleunigt. Er fördert die Oxidation von Fett und die Thermogenese. In mehreren Studien wurde gezeigt, dass Probanden, die regelmäßig grünen Tee tranken, deutlich schneller abnehmen als solche, die keinen tranken. Wenn Sie 4 bis 5 Tassen grünen Tee täglich trinken, kurbeln Sie deutlich Ihren Stoffwechsel an und nehmen dabei so gut wie keine Kalorien auf.

6. Viel Omega 3 Fettsäuren

Auch Omega-3-Fettsäuren sind dafür bekannt, dass sie den Stoffwechsel beschleunigen. Und nicht nur das – diese Fette sorgen auch für einen ausgewogenen Blutzucker- und Cholesterinspiegel. Omega-3-Fettsäuren sind vor allem in Fisch, Meeresfrüchten, Nüssen und Olivenöl enthalten. Wenn Sie keinen Fisch mögen – essen Sie mehrmals täglich einen Snack aus Nüssen und/oder nehmen Sie Omega 3 in Kapselform zu sich.

7. Nicht um jeden Preis Kalorien einsparen

Leider hält sich die irrige Meinung hartnäckig, dass man, wenn man abnehmen will, so wenige Kalorien wie möglich zu sich nehmen sollte. Am Anfang mag das sogar noch stimmen – wenn man drastisch die Kalorienaufnahme reduziert, verliert man in den ersten Tagen und Wochen relativ schnell Gewicht. Nach einer Weile stellt der Körper jedoch in den „Hungermodus" um, der Stoffwechsel verlangsamt sich, denn der Körper „fürchtet" ums Überleben. Nun kann jedoch niemand bis an sein Lebensende mit einer deutlich reduzierten Kalorienanzahl leben – früher oder später isst man wieder „normal". Und schon setzt der gefürchtete Jojo-Effekt ein – und man hat die verlorenen Pfunde schneller wieder auf den Hüften, als einem lieb ist. Vielmehr wird der Stoffwechsel beschleunigt, wenn „normal" gegessen wird. Wichtig ist dabei jedoch, dass die Nahrung aus gesunden ausgewogenen Produkten besteht.

8. Die Aufnahme von Eiweiß erhöhen

Unser Körper verdaut bekanntlich Kohlenhydrate, Fette und Eiweiße auf unterschiedliche Weise und unterschiedlich schnell. Für die Verdauung von Proteinen braucht er deutlich länger als für die von Kohlenhydraten und Fetten. Was zur Folge hat, dass Eiweiße die Nährstoffe sind, bei denen das Sättigungsgefühl am längsten anhält. Viele Proteine bewirken ebenso, dass mehr Muskeln statt Fett aufgebaut werden. Achten Sie daher darauf, dass Ihre Mahlzeiten einen hohen Anteil an Proteinen enthalten.

9. Viel Bewegung.

Viel Bewegung tut einem gesunden Stoffwechsel ebenfalls gut. Treiben Sie dreimal pro Woche aktiv Sport – sei es im Fitnessstudio oder draußen beim Radfahren, Joggen oder Walken. Aber Bewegung ist viel mehr als dreimal pro Woche ein oder zwei Stunden Sport. Versuchen Sie, in Ihren Alltag so viel Bewegung wie möglich zu integrieren. Nehmen Sie hin und wieder die Treppe statt des Lifts. Nutzen Sie die Mittagspause für einen Spaziergang im Park statt sie sitzend in der Kantine zu verbringen. Es muss nicht immer das Auto sein – fahren Sie bei jeder Gelegenheit Fahrrad statt Auto! Wenn Sie aus irgendwelchen Gründen keinen Sport ausüben können und/oder für den Arbeitsweg auf das Auto angewiesen sind – gehen Sie wenigstens einmal pro Tag für 15 Minuten an der frischen Luft spazieren.

10. Muskelaufbau und Intervalltraining

Wenn Sie aktives Muskel- und Intervalltraining

betreiben, erhöhen Sie dauerhaft Ihren Grundumsatz – und dann kann der Stoffwechsel gar nicht anders, als sich anzupassen und schneller zu werden. Dazu kommt, dass man mit Muskelaufbautraining sehr schnell und sehr effektiv Fett verbrennt.

KAPITEL 6
25 FATBURNER-REZEPTE, DIE IHREN STOFFWECHSEL AUF HOCHTOUREN BRINGEN

Zum Abschluss dieses Buches habe ich für Sie 25 Rezepte zusammengetragen, mit denen Sie Ihren Stoffwechsel ankurbeln und ganz effektiv Fett verbrennen können.

Ideen für das Frühstück

Protein-Pancakes

Nährwerte pro Person

Kcal: 390
Kohlenhydrate:20g
Fett:22
Eiweiß: 27g

Zutaten für 1 Person

2 Eier
80 ml Mandelmilch
50 g Heidelbeeren, (ersatzweise Himbeeren, gern auch beide gemischt)
25 g Sojaflocken
30 g Kokosmehl
½ TL Backpulver
1 EL Ahornsirup
1 TL Sonnenblumen- oder Rapsöl

Zubereitung:

1. Vermengen Sie in einer Schüssel Mandelmilch, Backpulver und Kokosmehl. Schlagen Sie die Eier auf und rühren Sie diese mit den Sojaflocken unter die Masse.

2. Erhitzen Sie das Öl in einer Pfanne. Teilen Sie den vorbereiteten Teig in Portionen von etwa 2 EL, geben Sie diese in die Pfanne und verstreichen Sie sie rund. Backen Sie die Pancakes von beiden Seiten goldgelb.

3. Richten Sie die Pancakes mit Ahornsirup und Beeren an.

Melonen-Tomaten-Smoothie

Nährwerte pro Person:

Kcal: 60
Kohlenhydrate: 15g
Fett: 0g
Eiweiß: 6g

Zutaten für 1 Person

2 Tomaten
150 g Wassermelone
1 Msp. Chiliflocken
1 Stängel Koriander
1 TL Zitronensaft
2 Eiswürfel

Zubereitung:

1. Schneiden Sie die Melone in Würfel, entfernen Sie die Kerne.
2. Bringen Sie etwas Wasser zum Kochen und

ziehen Sie die Tomaten darin ab.

3. Geben Sie Tomaten und Melonen zusammen mit Chili, Zitronensaft und Eis in den Mixer und pürieren Sie die Mischung gut.

4. Genießen Sie den Smoothie eiskalt.

Krabben-Rührei

Nährwerte pro Person:

Kcal: 300

Kohlenhydrate: 8g

Fett: 20 g

Eiweiß: 22 g

Zutaten für eine Person:

2 große Eier

100 g Krabben

2 TL Rapsöl

2 EL Sahne

2 TL Schnittlauch, feingehackt

Salz und Pfeffer nach Geschmack

Zubereitung

1. Verquirlen Sie die Eier mit der Sahne, schmecken Sie mit Pfeffer und Salz ab.

2. Erhitzen Sie das Öl in einer Pfanne und braten Sie die Krabben etwa 2 bis 3 Minuten an.

3. Geben Sie die Ei-Masse hinzu und braten Sie alles, bis zur gewünschten Konsistenz des Rühreis. Geben Sie den Schnittlauch als Garnitur darüber und servieren Sie.

Power-Porridge

Nährwerte pro Person

Kcal: 390
Kohlenhydrate: 19 g
Fett: 21 g
Eiweiß: 27 g

Zutaten für 1 Person

30 g Vollkornhaferflocken
15 g Leinsamen
100 g Hüttenkäse
200 ml Mandelmilch oder Kokosmilch
1 EL gehackte Nüsse (z.B. Haselnüsse oder Walnüsse) und/oder Mandeln
½ Apfel
20 g Heidelbeeren oder Cranberries
½ TL Zimt

Zubereitung:

1. Erhitzen Sie die Milch in einem Topf und lassen Sie Haferflocken und Leinsamen darin für 2 bis 3 Minuten köcheln, bis beides aufgequollen ist. Lassen Sie die Mischung kurz abkühlen.

2. Geben Sie dann den Hüttenkäse, die Nüsse, Beeren und den Zimt dazu. Vermischen Sie alles gut.

3. Schneiden Sie den halben Apfel in kleine Würfel und geben Sie ihn über das Porridge. Nun kann serviert werden!

Fleischgerichte

Gefüllte Paprika mit Rinderhack und Chili

Hier kommt der ultimative Fatburner! Die Kombination von Ingwer und Chili bringt den Stoffwechsel in Nullkommanix auf Hochtouren.

Nährwerte pro Person:

Kcal: 470
Kohlenhydrate: 27 g
Fett: 29 g
Eiweiß: 41 g

Zutaten für 3 Personen:

3 große Paprika, rot, gelb oder grün
350 bis 400g Rinderhack
6 kleine Tomaten
80 g Schafskäse
2 Frühlingszwiebeln
100 ml Rinderbrühe

50 ml Tomatensaft

1 rote Chilischote

1 kleines Stück frischer Ingwer, etwa haselnussgroß

2 Knoblauchzehen

2 EL Olivenöl

1 TL Oregano

1 TL Rosmarin

Salz und Pfeffer nach Geschmack

Zubereitung:

1. Waschen Sie die Paprika und halbieren Sie sie. Legen Sie die halben Paprika mit der Öffnung nach oben in einer Auflaufform. Halbieren Sie die Tomaten und füllen Sie damit die Lücken in der Form.

2. Hacken Sie Knoblauch, Ingwer und Chili klein. Erhitzen Sie das Öl in einer Pfanne und braten Sie die Chili, Ingwer und Knoblauch kurz an. Geben Sie das Rinderhack hinzu und braten Sie es, bis es braun und leicht knusprig ist. Würzen Sie mit Salz

und Pfeffer.

3. Geben Sie Brühe und Tomatensaft über die Paprikahälften und verteilen Sie den Rest der Tomaten darauf. Anschließend geben Sie das gebratene Hackfleisch über die Paprikahälften und zerkrümeln den Schafskäse darauf. Würzen Sie mit den getrockneten Kräutern.

4. Backen Sie die gefüllten Paprika für etwa 20 Minuten bei 200°C. Schalten Sie danach den Ofen aus und lassen Sie den Auflauf für weitere 10 Minuten ziehen.

5. Währenddessen waschen Sie die Frühlingszwiebeln und schneiden sie in kleine Ringe. Geben Sie sie als Garnitur auf den Auflauf und servieren Sie.

Lammfilets an Mangold mit pikantem Reis

Ein herzhaftes Gericht, das durch Mangold und Pinienkerne besonders raffiniert wird.

Nährwerte pro Person:

Kcal: 680
Kohlenhydrate: 48 g
Fett: 24 g
Eiweiß: 60 g

Zutaten für 4 Personen

8 Lammfilets à etwa 80 g
250 g Mangold
250 g Reis
4 getrocknete Aprikosen
1 Granatapfel
2 EL Pinienkerne
½ TL Ingwer, gemahlen
1 TL Zitronensaft
1 TL Currypulver

2 EL Sesamöl

etwas Tabasco nach Geschmack

Salz und Pfeffer nach Geschmack

Zubereitung:

1. Kochen Sie den Reis – verwenden Sie dazu die gleiche Menge Wasser, dem Sie etwas Salz hinzugeben.

2. Waschen und putzen Sie währenddessen den Mangold und schneiden ihn in Streifen. Halbieren Sie den Granatapfel, pressen Sie eine Hälfte aus und gewinnen Sie aus der zweiten Hälfte die Kerne. Würfeln Sie die getrockneten Aprikosen.

3. Rösten Sie die Pinienkerne in einer Pfanne (ohne Fett!) an, bis sie braun und knusprig sind. Nehmen Sie sie dann heraus und stellen Sie sie beiseite.

4. Erhitzen Sie das Öl in einer Pfanne und braten Sie die Lammfilets 3 bis 4 Minuten von jeder Seite.

Geben Sie Ingwer, Knoblauch und Mangold dazu und lassen Sie alles zusammen für etwa 3 Minuten köcheln.

5. Geben Sie die Pinienkerne, Granatapfelkerne und die Aprikosen in den inzwischen fertig gekochten Reis, würzen Sie mit Salz, Pfeffer, Curry und Tabasco. Vermischen Sie alles gut.

6. Geben Sie zum Schluss den Granatapfelsaft in den Bratsud, lassen Sie alles noch einmal durchziehen. Richten Sie den Reis, die Mangoldblätter und die Filets auf einem Teller an, geben Sie den restlichen Bratsud darüber und servieren Sie.

Rinderrouladen mit orientalischer Füllung

Rindfleisch ist reich an Proteinen und arm an Fett, und das scharfe Harissa bringt den Stoffwechsel auf Hochtouren!

Nährwerte pro Person

Kcal: 450
Kohlenhydrate: 13 g
Fett: 19 g
Eiweiß: 46 g

Zutaten für 4 Personen:

4 Rinderrouladen à etwa 150g
1 große Kartoffel
2 rote Zwiebeln
8 Aprikosen
8 eingelegte Peperoni
30 g Pistazien
200 ml trockener Rotwein
5 EL Tomatenmark

1 TL Harissa
3 EL Olivenöl
Salz und Pfeffer nach Geschmack

Zubereitung

1. Salzen und pfeffern Sie die Rouladen von beiden Seiten. Verrühren Sie das Harissa mit 3 EL Tomatenmark und bestreichen Sie eine Seite der Rouladen mit der Mischung.

2. Hacken Sie die Pistazien fein, schneiden Sie die Peperoni in kleine Ringe und würfeln Sie die Aprikosen. Verteilen Sie alle diese Zutaten ebenfalls gleichmäßig auf den Rouladen. Rollen Sie diese dann fest auf und umwickeln Sie mit Küchengarn und stecken Sie sie mit Spießen fest.

3. Schneiden Sie die Zwiebeln und die Kartoffel in kleine Würfel. Erhitzen Sie das Öl in einem ofenfesten Bräter und braten Sie die Rouladen darin von allen Seiten an, bis sie eine kräftige braune Färbung angenommen haben. Nehmen

Sie die Rouladen dann heraus.

4. Braten Sie Kartoffel- und Zwiebelwürfel im Bratsud an und löschen Sie mit dem Wein und 300 ml Wasser ab. Rühren Sie den Rest des Tomatenmarks ein und schmecken Sie mit Salz und Pfeffer ab. Lassen Sie diese Mischung kurz aufkochen.

5. Geben Sie die Rouladen wieder in den Bräter und lassen Sie alles zugedeckt für 1,5 Stunden bei 200°C im Backofen garen.

6. Servieren Sie – dazu passt gut Couscous oder Tabouleh.

Lamm mit Artischocken

Artischocken sind ein wahrer Gesundbrunnen. Sie senken den Cholesterinspiegel, regen die Verdauung an und schützen sogar vor Krebs.

Nährwerte pro Person:

Kcal: 645
Kohlenhydrate: 38 g
Fett: 26 g
Eiweiß: 49 g

Zutaten für 2 Personen:

4 Lamm-Medaillons (aus dem Rücken)
400 g Kartoffeln
4 kleine Artischocken
150 ml trockener Weißwein
3 Frühlingszwiebeln
2 Knoblauchzehen, gepresst.
50 g Oliven, schwarz, ohne Kerne
2 EL Olivenöl

Salz und Pfeffer nach Geschmack

Zubereitung

1. Entstielen und vierteln Sie die Artischocken. Schneiden Sie die äußeren Blätter ab.

2. Erhitzen Sie das Öl in einer Pfanne und braten Sie Artischocken und Knoblauch an. Löschen Sie mit dem Wein ab und lassen es etwa 30 Minuten garen.

3. Schneiden Sie währenddessen die Frühlingszwiebeln in Scheiben und schälen und vierteln Sie die Kartoffeln. Geben Sie beides zu den Artischocken und lassen es ca. 20 Minuten mit garen. Geben Sie 1 bis 2 Minuten vor Ende der Garzeit die Oliven dazu.

4. Braten Sie 5 bis 7 Minuten vor Ende der Garzeit der Artischocken-Kartoffel-Mischung das Fleisch an – etwa 3 bis 3 Minuten von jeder Seite. Schmecken Sie alles mit Salz und Pfeffer ab und

servieren Sie.

Rinderfilet mit Austernpilzen

Dieses Gericht ist reich an Eiweiß und L-Carnitin und kurbelt dadurch den Stoffwechsel an.

Nährwerte pro Person:

Kcal: 710

Kohlenhydrate: 51 g

Fett: 32 g

Eiweiß: 59 g

Zutaten für 4 Personen:

4 Rinderfilets (à etwa 150 g)

600 g Austernpilze

800 g Süßkartoffeln

3 Frühlingszwiebeln

150 ml Rinder- oder Hühnerbrühe

100 g Schmand oder saure Sahne

2 EL Sherry

2 EL Sesam

1 EL Sojasauce

3 EL Olivenöl

Salz und Pfeffer nach Geschmack

Zubereitung:

1. Schälen Sie die Süßkartoffeln und schneiden Sie sie in kleine Stücke. Erhitzen Sie 1 EL Öl in einem Topf und dünsten Sie die Süßkartoffeln darin für etwa 5 Minuten. Geben Sie dann ½ Liter Wasser hinzu, schmecken Sie mit Salz ab und lassen Sie die Kartoffeln etwa 15 Minuten kochen.

2. Währenddessen erhitzen Sie das restliche Öl in einer Pfanne. Salzen und pfeffern Sie die Filets und braten Sie sie kräftig von beiden Seiten an. Nehmen Sie das Fleisch heraus, umwickeln es mit Alufolie und stellen es warm.

3. Schneiden Sie die Frühlingszwiebeln in breite Streifen und braten Sie sie im Bratfett der Filets

etwa 2 Minuten an. Geben Sie dann die Austernpilze hinzu und braten beides für weitere 5 Minuten. Anschließend nehmen Sie Pilze und Zwiebeln heraus und stellen beide ebenfalls warm.

4. Geben Sie dem Bratsud Sherry, Schmand bzw. saure Sahne, Sojasauce und Brühe hinzu, verrühren Sie alles und lassen es kurz aufkochen.

5. Richten Sie die Rinderfilets mit den Austernpilzen und den Süßkartoffeln auf Tellern an, geben Sie die Sauce darüber und servieren Sie mit dem Sesam garniert.

Putenbrust mit Gemüse aus dem Wok

Nährwerte pro Person

Kcal: 350
Kohlenhydrate: 21 g
Fett: 13 g
Eiweiß: 33 g

Zutaten für 2 Personen

200g Putenbrust
3 Karotten
1 Zucchini
200 g Bambussprossen
4 Frühlingszwiebeln
6 Trockenpflaumen
1 TL Ingwer, gerieben
2 EL Sojasauce
1 TL Sesamöl
1 TL Sesam
1 Chilischote
1 Knoblauchzehe

Zubereitung

1. Schneiden Sie die Putenbrust in Würfel. Erhitzen Sie das Öl in einem Wok und braten Sie die Fleischwürfel darin kräftig an. Nehmen Sie sie dann heraus.

2. Hacken Sie Knoblauch und Chili klein und braten Sie beides zusammen mit dem Ingwer im Bratfett kurz an. Schneiden Sie die Karotten in Scheiben und geben Sie sie hinzu. Dünsten Sie alles auf kleiner Flamme für 5 Minuten.

3. Geben Sie dann die in Ringe geschnittenen Zwiebeln sowie die in Scheiben geschnittenen Zucchini hinzu. Garen Sie alles zusammen für weitere 3 Minuten. Geben Sie dann die Sojasauce und etwa 100 ml Wasser hinzu. Lassen Sie die Gemüse-Mischung für 5 Minuten garen.

4. Geben Sie die Pflaumen hinzu und dünsten Sie nochmals 5 Minuten. Zum Schluss geben Sie das

Fleisch wieder in die Pfanne, lassen es in der Mischung wieder warm werden und servieren mit dem Sesam garniert.

5. Reichen Sie dazu Basmati-Reis oder asiatische Glasnudeln.

Steak mit Roten Beten

Dieses Gericht ist eine Eiweiß-und Vitaminbombe. In Roten Beten sind jede Menge Vitamine enthalten, z.B. Folsäure und Betanin.

Nährwerte pro Person

Kcal: 430
Kohlenhydrate: 14 g
Fett: 12 g
Eiweiß: 45 g

Zutaten für 2 Personen:

2 Steaks vom Rind à etwa 150 g (z.B. Filet oder aus der Hüfte)
300 g Rote Bete
400 g Kartoffeln
1 saurer Apfel
2 große Gewürzgurken oder 4 bis 5 kleine
1 Frühlingszwiebel
150 g Naturjoghurt

1 ½ EL Apfelessig

1 EL Rapsöl

½ TL frisch gemahlener schwarzer Pfeffer

Salz nach Geschmack

Zubereitung:

1. Waschen Sie die Roten Bete und lassen Sie sie – mit Strunk und Wurzel – für 45 bis 60 Minuten in Salzwasser garen. Nachdem sie abgekühlt sind, schälen Sie sie und schneiden sie in Würfel.

2. Waschen, vierteln und entkernen Sie den Apfel, schneiden Sie die Frühlingszwiebel in kleine Scheiben, ebenso die Gewürzgurken. Geben Sie die Roten Bete mit den Apfelstücken und den Zwiebel- und Gurkenscheiben in eine Schüssel.

3. Vermengen Sie den Joghurt mit Essig, Pfeffer und Salz. Geben Sie die Mischung ebenfalls in die Schüssel und vermischen Sie alles gut.

4. Waschen Sie die Kartoffeln und lassen Sie sie 20

min – ungeschält – in Salzwasser kochen.

5. Nach etwa der Hälfte der Kochzeit der Kartoffeln erhitzen Sie das Rapsöl in einer Pfanne, salzen die Steaks und braten sie etwa 2 bis 3 Minuten von jeder Seite scharf an.

6. Bestreuen Sie die Steaks mit dem Pfeffer, gießen Sie die Pellkartoffeln ab und servieren Sie beides mit dem Rote-Bete-Salat.

Fisch und Meeresfrüchte

Fisch ist ein toller Protein-Lieferant und leichter verdaulich als Fleisch.

Wildlachs „Maharadscha"

Lachs enthält viele Proteine, die die Fettverbrennung ankurbeln. Mit diesem Gericht purzeln die Pfunde garantiert!

Nährwerte pro Person

Kcal: 360
Kohlenhydrate: 16 g
Fett: 12 g
Eiweiß: 44 g

Zutaten für 1 Person:

150 g Wildlachs
100 g junger Spinat
50 g Kichererbsen (aus der Dose)

100 ml Gemüsebrühe

1 TL Kreuzkünnel

1 TL Tandooripaste

5g Ingwer (gerieben)

3 Stängel frische Minze, feingehackt

1 Knoblauchzehe

1 TL Zitronensaft

1 TL Rotweinessig

20 g Granatapfelkerne

1 TL Sesamöl

Salz und Pfeffer nach Geschmack

Zubereitung

1. Heizen Sie den Backofen auf 100°C vor. Verrühren Sie 1 EL der Gemüsebrühe mit der Tandooripaste und reiben Sie den Lachs damit ein.

2. Umwickeln Sie den Fisch mit Alufolie und lassen Sie ihn 15 Minuten im Ofen garen. Pürieren Sie währenddessen die Kichererbsen mit Knoblauch, Zitronensaft, Ingwer, Kümmel und dem Rest der

Brühe. Schmecken Sie mit Salz und Pfeffer ab.

3. Mischen sie die Spinatblätter mit Essig. Öl, Minze und Granatapfelkernen.

4. Servieren Sie den Lachs mit der Kichererbsen Creme und dem Spinatsalat.

Zander auf Zucchini-Zwiebel-Gemüse

Nährwerte pro Person

Kcal: 310

Kohlenhydrate: 12 g

Fett: 9 g

Eiweiß: 34 g

Zutaten für 4 Personen

4 Zanderfilets (à 150 bis 200g)

800 g Zucchini

200 g Kirschtomaten

1 große Zwiebel

2 Orangen

150 ml trockener Weißwein

4 Stängel Estragon

Salz und Pfeffer nach Geschmack

Zubereitung

1. Heizen sie den Backofen auf 200°C vor. Waschen

Sie die Zucchini und schneiden Sie sie in etwa 1,5 cm dicke Scheiben. Schälen Sie die Zwiebel, halbieren Sie sie und schneiden Sie jede Hälfte in nicht allzu feine Ringe. Waschen und halbieren Sie die Kirschtomaten und hacken Sie den Estragon klein.

2. Legen Sie ein Backblech mit Backpapier aus Geben Sie das vorbereitete Gemüse darauf, würzen Sie mit Salz und Pfeffer. Streuen Sie den Estragon darüber. Legen Sie die gesalzenen Lachsfilets darüber. Nun gießen Sie den Wein darüber.

3. Schneiden Sie die Orangen mit der Schale in dünne Scheiben. Geben Sie diese über den Fisch.

4. Backen Sie Fisch und Gemüse für etwa 20 Minuten, dann kann serviert werden. Dazu passt Vollkornreis oder Kartoffelpüree.

Garnelen-Curry

Nährwerte pro Person

Kcal: 215

Kohlenhydrate: 11 g

Fett: 7 g

Eiweiß: 26 g

Zutaten für 2 Personen

200 g Garnelen

1 Paprika, rot

½ Zucchini

1 Frühlingszwiebel

200 ml Kokosmilch

½ Limette

2 Stängel Koriander, feingehackt

1 Msp. Ingwer, gerieben

1 Knoblauchzehe, feingehackt

1 EL rote Currypaste

1 EL Sojasauce

1 TL Honig

2 TL Sojaöl

Salz und Pfeffer nach Geschmack

Zubereitung

1. Waschen Sie die Garnelen, schneiden Sie die Frühlingszwiebel in Streifen, die Paprika und die Zucchini in Stücke.

2. Erhitzen Sie das Öl in einer Pfanne und braten Sie die Garnelen etwa drei Minuten darin an. Nehmen Sie sie dann heraus und stellen Sie sie beiseite.

3. Braten Sie Knoblauch und Ingwer im Bratfett kurz an, geben Sie dann das Gemüse, den Saft der Limette, die Currypaste und die Kokosmilch hinzu. Lassen Sie alles etwa 10 Minuten garen.

4. Geben Sie die Garnelen, den Honig, den Saft der halben Limette und die Sojasauce hinzu, schmecken Sie nach Bedarf mit Salz und Pfeffer ab. Streuen Sie den Koriander über das Gericht

Stoffwechsel beschleunigen : Fett verbrennen! Nicht Zucker!

und servieren Sie.

Rotbarsch-Pfanne

Nährwert pro Person

Kcal: 480
Kohlenhydrate: 42 g
Fett: 14 g
Eiweiß: 41 g

Zutaten für 2 Personen

300 g Rotbarschfilet
100 g Reis
100 g Porree
1 Zucchini
1 Paprika, rot
50 g Champignons
etwas frischen Meerrettich (ca 2 cm)
1 Knoblauchzehe, gepresst
1 EL Sojasauce

1 EL Zitronensaft

2 EL Rapsöl

Salz und Pfeffer nach Geschmack

Zubereitung

1. Kochen Sie den Reis nach Anleitung. Waschen Sie den Fisch und schneiden Sie ihn in mundgerechte Stücke.

2. Reiben Sie den Meerrettich und schneiden Sie Gemüse und Pilze ebenfalls in mundgerechte Stücke.

3. Erhitzen Sie das Öl in einer Pfanne und braten Sie Meerrettich und Knoblauch etwa 2 Minuten darin an. Geben Sie dann den Fisch dazu, braten Sie diesen rundherum an. Nehmen Sie den Rotbarsch danach heraus und stellen Sie ihn beiseite.

4. Geben Sie das Gemüse und die Pilze in das Bratfett und garen Sie alles für etwa 7 Minuten. Wenn der Reis fertig ist, heben Sie ihn gemeinsam

mit dem Fisch unter, verrühren Sie alles und lassen es weitere 5 Minuten schmoren.

5. Würzen Sie anschließend mit Zitronensaft, Sojasauce, Salz und Pfeffer. Dann kann serviert werden.

Kabeljau im Speckmantel

Nährwerte pro Person

Kcal: 470

Kohlenhydrate:3g

Fett: 36 g

Eiweiß: 39 g

Zutaten für 4 Personen

600 g Kabeljaufilet

1 Kopf Brokkoli

8 bis 12 Scheiben Frühstücksspeck

4 Stängel Rosmarin, feingehackt

2 EL Butter

3 EL Rapsöl

Salz und Pfeffer nach Geschmack

Zubereitung:

1. Bereiten Sie aus Öl, Salz, Pfeffer und gehacktem Rosmarin eine Marinade zu. Legen Sie die

Kabeljaufilets etwa 30 Minuten darin ein.

2. Umwickeln Sie den Fisch mit jeweils 2 bis 3 Speckscheiben – je nach Größe - und legen sie ihn auf ein mit Backpapier ausgelegtes Backblech.

3. Garen Sie den Fisch bei 200°C für 10 bis 16 Minuten.

4. Putzen sie währenddessen den Brokkoli und zerteilen ihn in Röschen. Erhitzen Sie Salzwasser in einem Topf und garen Sie die Brokkoli-Röschen darin für etwa 6 bis 7 Minuten. Gießen Sie den Brokkoli ab und schwenken Sie ihn anschließend in der Butter.

5. Nehmen Sie den Fisch aus dem Ofen, schmecken Sie nach Bedarf Kabeljau und Gemüse mit Pfeffer und Salz ab und servieren Sie.

Fischfrikadellen mit Meerrettich und Joghurt-Gurken-Dip

Nährwerte pro Person

Kcal: 380
Kohlenhydrate: 12 g
Fett: 21 g
Eiweiß: 29 g

Zutaten für 2 Personen

300 g Schellfischfilet
300 g grüne Bohnen (TK)
2 EL Semmelbrösel
1 Ei
1 EL Meerrettich (aus dem Glas)
1 kleine Salatgurke
100 g griechischer Joghurt
1 EL Kefir
1 Stängel frische Petersilie, feingehackt
2 Knoblauchzehen, gepresst
½ rote Zwiebel

½ Zitrone

2 EL Rapsöl

Salz und Pfeffer nach Geschmack

Zubereitung

1. Erhitzen Sie Salzwasser in einem kleinen Topf und garen Sie die Bohnen darin für etwa 10 Minuten.

2. Hacken Sie den Fisch fein und vermengen Sie die kleinen Stücke mit den Semmelbröseln, dem Ei, dem Knoblauch und dem Meerrettich. Würzen Sie kräftig mit Pfeffer und Salz.

3. Für den Dip: Schälen und halbieren Sie die Gurke, entfernen Sie die Kerne und hacken Sie den Rest klein. Schälen Sie die Zwiebel und hacken Sie sie ebenfalls in sehr feine Stücke. Verrühren Sie die Zwiebel- und Gurkenstückchen mit dem Joghurt und dem Kefir. Geben Sie den Rest der Petersilie dazu, vermengen Sie alles gut und schmecken Sie mit Pfeffer und Salz und

einem Spritzer Zitronensaft ab.

4. Formen Sie aus der Fischmasse vier gleich große Frikadellen. Erhitzen Sie das Öl in einer Pfanne und braten Sie die Frikadellen goldbraun. Servieren Sie mit den Bohnen und dem Dip.

Dieses Gericht ist so vollkommen sättigend – wenn Sie möchten, können Sie aber noch Kartoffelpüree dazu reichen.

Vegetarisch, Vegan und Salate

Veganer Kichererbsen Eintopf mit Ajwar

Dieser leckere vegane Eintopf wird Ihren Stoffwechsel ordentlich auf Trab bringen. Aber Vorsicht: Sehr scharf!

Nährwerte pro Person

Kcal: 255
Kohlenhydrate: 28 g
Fett: 9 g
Eiweiß: 12 g

Zutaten für 4 Personen

1 Dose Kichererbsen (400 g)
7 bis 8 Kartoffeln
300 g Pimientos de Padrón (kleine grüne Chilischoten – auch als „Bratpaprika" bekannt)
1 Staude Chicorée
6 EL Ajwar, mild (aus dem Glas)

4 EL Cashewkerne

2 EL gemischte Kräuter nach Wahl (z.B. Koriander, Petersilie, Kerbel, Thymian, Estragon, Dill)

2 EL Olivenöl

Salz und Pfeffer nach Geschmack

Zubereitung

1. Waschen Sie die Pimientos und entfernen Sie die Stiele. Schälen Sie die Kartoffeln und schneiden Sie sie in kleine Würfel.

2. Erhitzen Sie in einem großen Topf das Olivenöl und braten Sie die Pimientos von allen Seiten kräftig an. Geben Sie nach 3 bis 4 Minuten die Kartoffelwürfel hinzu und braten Sie sie etwa 5 Minuten mit.

3. Löschen Sie mit ½ l Wasser ab und rühren Sie die Ajwar-Paste unter. Heben Sie die Kichererbsen unter, schmecken Sie mit Salz und Pfeffer ab und lassen sie alles zugedeckt etwa 20 Minuten garen.

4. Heben Sie dann die Cashewkerne unter. Schneiden Sie den Chicorée in sehr feine Ringe. Richten Sie den Eintopf auf Tellern an, verteilen Sie Chicorée und Kräuter darauf.

Gemüse-Curry in Erdnuss-Sauce

Dieses Gericht besticht nicht nur durch die exotischen Aromen, sondern auch durch Power-Gemüse wie Süßkartoffeln, Rosenkohl oder Okraschoten, die den Stoffwechsel auf Hochtouren bringen.

Nährwerte pro Person

Kcal: 250
Kohlenhydrate: 19 g
Fett: 14 g
Eiweiß: 11 g

Zutaten für 4 Personen

1 große Süßkartoffel
1 Zucchini
8 Okraschoten
250 g Rosenkohl
8 kleine Maiskolben (Asialaden oder auch aus dem Glas)

1 reife Banane

1 Zwiebel

300 ml Gemüsebrühe

3 TL rote Currypaste

½ TL Chiliflocken

½ TL Koriander, gemahlen

3 TL Erdnusscreme

4 EL ungesalzene Erdnüsse

300 ml Kokosmilch

2 EL Sojaöl

Salz und Pfeffer nach Geschmack

Zubereitung:

1. Schälen Sie die Süßkartoffel und die Zwiebel und schneiden Sie beide in Würfel.

2. Erhitzen Sie in einem großen Topf das Öl, geben Sie Süßkartoffel und Zwiebel hinein und schwitzen Sie die Mischung an. Löschen Sie mit der Brühe ab, lassen Sie alles aufkochen und anschließend zugedeckt bei mittlerer Hitze etwa 10 Minuten garen.

3. Währenddessen putzen Sie den Rosenkohl, entstielen die Okraschoten und schneiden die Zucchini in Würfel.

4. Geben Sie nach der Garzeit Curry, Koriander und Chili in die Süßkartoffelmischung und rühren Sie die Erdnusscreme unter. Geben Sie das Gemüse hinzu und garen Sie alles etwa 30 Minuten.

5. Nun geben Sie noch die Kokosmilch und die in Scheiben geschnittene Banane hinzu und lassen alles weitere 10 Minuten schmoren.

6. Schmecken Sie mit Salz und Pfeffer ab, streuen Sie die Erdnüsse über das Curry und servieren Sie.

Tagliatelle mit Spargel

Spargel regt die Verdauung an und ist ein echter Fatburner!

Nährwerte pro Person

Kcal: 550
Kohlenhydrate: 72 g
Fett: 13 g
Eiweiß: 31 g

Zutaten für 2 Personen

180g Tagliatelle
500 g weißer Spargel
100 g Zuckerschoten
150 g Brunnenkresse
50 g Pinienkerne
1 Limette
Salz und Pfeffer nach Geschmack

Zubereitung

1. Schälen sie den Spargel und schneiden sie ihn in 2 bis 3 cm lange Stücke. Erhitzen Sie Wasser, geben sie etwas Salz und den Saft der Limette dazu. Dünsten Sie den Spargel etwa 10 Minuten.

2. Geben Sie nach 6 bis 7 Minuten die Zuckerschoten dazu und dünsten Sie sie mit.

3. Erhitzen Sie zeitgleich in einem anderen Topf Wasser und garen Sie darin die Tagliatelle für etwa 10 bis 12 Minuten.

4. Nehmen sie den Spargel und die Schoten heraus, entnehmen sie etwa 100 ml Spargelfond und pürieren sie diesen mit den Pinienkernen und der Brunnenkresse.

5. Lassen Sie die Nudeln abtropfen und servieren Sie mit dem Spargel und dem Pinien-Kresse-Pesto.

Rote Linsen mit Ingwer

Hier ist es der hohe Zinkgehalt in den Linsen, der für die Anregung des Stoffwechsels verantwortlich ist.

Nährwerte pro Person:

Kcal: 140
Kohlenhydrate: 9 g
Fett: 7 g
Eiweiß: 10 g

Zutaten für 2 Personen

100 g rote Linsen
1 große Zucchini
1 Frühlingszwiebel
100 ml Gemüsebrühe
1 Bund Rucola
1Msp. Ingwer, gemahlen
1 Msp. Koriander, gemahlen
1 EL Olivenöl
½ Zitrone

Salz und Pfeffer nach Geschmack

Zubereitung

1. Erhitzen Sie die Gemüsebrühe und garen Sie die Linsen darin etwa 10 Minuten. Schneiden sie währenddessen die Zucchini in schmale Scheiben und die Frühlingszwiebel in Streifen. Zupfen Sie die Rucola in mundgerechte Stücke.

2. Erhitzen sie das Olivenöl und braten Sie Zucchini, Ingwer und Frühlingszwiebel darin etwa drei Minuten an. Geben sie den Saft der halben Zitrone, Koriander, Salz und Pfeffer hinzu.

3. Geben Sie zum Schluss die Linsen und die Rucola hinzu. Vermengen Sie alles gut, richten Sie an und servieren Sie.

Spargelsalat mit Erdbeeren, Walnüssen und Parmesan

Nährwerte pro Person

Kcal: 320

Kohlenhydrate: 18 g

Fett: 27 g

Eiweiß: 21 g

Zutaten für 4 Personen

500 g grüner Spargel

500 g Erdbeeren

1 Avocado

2 Bund Rucola

1 Stängel Basilikum

150 g Parmesan, grob gehobelt

50 g Walnüsse

2 EL Ahornsirup

2 EL Haselnussöl

1 Orange

½ Zitrone

½ TL Dijonsenf

Salz und Pfeffer nach Geschmack

Zubereitung

1. Halbieren sie die Erdbeeren, heben sie das Avocado Fleisch aus der Schale und schneiden sie dies in kleine Würfel.

2. Schälen sie die Orange und schneiden Sie eine Hälfte davon in Filets. Vermengen sie die gerösteten Walnüsse, Erdbeeren, Orangenfilets und Avocado in einer Schüssel.

3. Entfernen sie das untere holzige Ende der Spargelstangen. Erhitzen Sie 1 EL Öl in einer Pfanne und braten Sie den Spargel darin an, bis er knusprig und weich, aber noch bissfest ist. Löschen Sie mit dem Saft der anderen Orangenhälfte ab.

4. Bereiten Sie aus Zitrone, dem Rest Öl, dem Senf, Ahornsirup, Salz und Pfeffer das Dressing zu. Putzen sie den Rucola, hacken Sie das Basilikum

klein.

5. Richten Sie Rucola und Basilikum auf einem Teller an, geben Sie Spargel, Erdnüsse, Avocado und Orangenfilets darüber. Heben sie das Dressing unter.

6. Rösten Sie die Walnüsse in einer beschichteten Pfanne – ohne Fett – an. Geben Sie die gerösteten Walnüsse und den gehobelten Parmesan auf den Salat.

Sommersalat mit Karotten, Papaya und Chili

Dieser leichte Salat wird durch viel Folsäure, Zink und Vitamin C zu einem wahren Fatburner!

Nährwerte pro Person

Kcal: 250
Kohlenhydrate: 16 g
Fett: 18 g
Eiweiß: 7 g

Zutaten für 2 Personen

1 Kopfsalat
2 bis 3 Karotten, je nach Größe
1 Papaya
2 TL Pinienkernen
½ Bund Rucola
1 rote Chilischote, feingehackt
1 Knoblauchzehe, gepresst
2 TL Honig
2 EL Olivenöl

1 Limette

Salz und Pfeffer nach Geschmack

Zubereitung

1. Waschen sie Salat und Rucola und zupfen Sie beides in Blätter bzw. mundgerechte Stücke. Schneiden Sie die Karotten in schmale Stifte.
2. Rösten Sie die Pinienkerne in einer Pfanne ohne Fett an.

3. Erhitzen Sie in einer weiteren Pfanne 1 EL Öl, braten Sie darin Chili, Knoblauch und Karottenstifte darin an. Schneiden Sie die Limette in 2 Hälften, löschen Sie mit dem Saft der einen Hälfte ab. Geben Sie Honig, Salz und Pfeffer dazu und lassen Sie die Mischung 1 bis 2 Minuten durchziehen (nicht kochen!)

4. Nehmen Sie die Karottenstifte heraus, richten Sie sie mit dem Salat und dem gewürfelten Fleisch der Papaya auf einem Teller an.

5. Geben Sie den übrigen Limettensaft und das übrige Öl in den Bratsud. Lassen sie es eine Minute durchziehen und geben Sie die Mischung über den Salat. Dann kann serviert werden.

Melonen-Salat mit Lachs

Eine wahre Eiweißbombe!

Nährwerte pro Person:

Kcal: 339
Kohlenhydrate: 8 g
Fett: 24 g
Eiweiß: 38 g

Zutaten für 2 Personen:

200 g Lachsfilet
1 Honigmelone
1 Paprika, rot
½ grüne Gurke
6 Kirschtomaten
100 g Salat nach Wahl, z.B. Lollo Bianco, Eisbergsalat, Kopfsalat (oder auch eine Mischung)
1 Knoblauchzehe
1 EL Olivenöl
2 EL Zitronensaft

Salz und Pfeffer nach Geschmack

Zubereitung:

1. Schneiden Sie den Lachs in Würfel und braten Sie diese zusammen mit dem Knoblauch im erhitzten Öl an. Würzen sie mit Pfeffer und Salz.

2. Schälen Sie die Melone und schneiden Sie sie in kleine Würfel. Putzen sie den Salat, schneiden Sie die Gurke und die Paprika in Scheiben, die Tomaten in Hälften.

3. Geben Sie Salat, Paprika, Gurke, Tomaten und Melone in eine Schüssel. Geben sie den gebratenen Lachs mit dem Bratfett darüber. Träufeln Sie den Zitronensaft darüber – fertig!

Lollo Bianco mit Gorgonzola, Birnen, Ananas und Walnüssen

Durch die Nüsse und die Ananas der ultimative Fatburner!

Nährwerte pro Person

Kcal: 395
Kohlenhydrate: 37 g
Fett: 28 g
Eiweiß: 16 g

Zutaten für 2 Personen

1 Kopf Lollo Bianco
2 reife Birnen
50 g Gorgonzola
½ Baby-Ananas
2 EL Walnüsse
4 Kirschtomaten
2 Frühlingszwiebeln
1 EL Apfelessig

1 EL Apfelsaft

1 TL Honig

1 Msp. Dijonsenf

1 EL Olivenöl

Salz und Pfeffer zum Abschmecken

Zubereitung

1. Bereiten Sie aus Öl, Apfelsaft, Apfelessig, Senf, Honig, Pfeffer und Salz das Dressing zu.

2. Putzen sie den Lollo Bianco und zerteilen sie ihn in Blätter. Waschen sie die Birne und achteln Sie sie. Schälen sie die Ananas und schneiden das Fleisch in kleine Würfel.

3. Hacken Sie die Walnüsse, schneiden sie die Frühlingszwiebeln in Scheiben. Halbieren Sie die Kirschtomaten.

4. Richten Sie alle vorbereiteten Zutaten auf Tellern an, geben sie das Dressing darüber. Zerbröseln sie abschließend den Gorgonzola darüber und

Stoffwechsel beschleunigen : Fett verbrennen! Nicht Zucker!

servieren Sie.

KAPITEL 7
SCHLUSSWORT

Ein nicht zu unterschätzender Faktor für Gesundheit, Wohlbefinden und Wunschgewicht ist der Stoffwechsel. Wenn dieser gut und zügig funktioniert, haben lästige Pölsterchen keine Chance, wir fühlen uns fit und gesund, und das Risiko von etlichen Krankheiten ist deutlich reduziert.

Nicht jeder hat von Natur aus einen schnellen Stoffwechsel – eine Rolle spielen hierbei nicht nur die genetische Disposition, sondern auch Lebensgewohnheiten und Essverhalten.

Aber jeder hat es in der Hand, seinen Stoffwechsel

anzukurbeln. Dieses Buch hat die wesentlichen Dinge dazu erklärt. Nun liegt es an Ihnen, diese umzusetzen! Ich wünsche Ihnen dabei gutes Gelingen und vor allem Guten Appetit!

Ihr Tom Wiest

Intervallfasten

Wie Sie durch intermittierendes Fasten erfolgreich abnehmen und dauerhaft Gewicht verlieren

Tom Wiest

INHALT

1	Einleitung	Seite 92
2	Fasten – wie funktioniert es, kann es jeder tun?	Seite 94
3	Welche Vorteile hat das Fasten?	Seite 99
4	Heilfasten und Krebs	Seite 102
5	Welche Methoden des Fastens gibt es?	Seite 106
6	Das 10 - Tage Programm – Tag für Tag erklärt	Seite 118
7	Mögliche Nebenwirkungen des Fastens	Seite 142
8	Tipps gegen Heißhunger	Seite 145
9	Schlusswort	Seite 149

KAPITEL 1
EINLEITUNG

Das Fasten erfreut sich einer ständig zunehmenden Beliebtheit. Hierzulande fasten immer mehr Menschen regelmäßig. Das bedeutet, dass sie regelmäßig – meist zwei- bis dreimal im Jahr für eine bestimmte Zeit auf feste Nahrung verzichten und ausschließlich Wasser, Tee, Gemüsebrühe und Fruchtsaft zu sich nehmen. Warum tut man so etwas? Abnehmen? Selbstkasteiung? Die Schilderungen der immer mehr werdenden Fans des Fastens sprechen eine andere Sprache: Da ist die Rede von einer nie gekannten Leichtigkeit, von Glücksgefühlen und einem enormen Schub an neuer Energie. Verantwortlich für derartige „Hochgefühle" ist die durch das Fasten verursachte Ausschüttung des Glückshormons Serotonin.

Das Fasten gehört zu den ältesten Heilmethoden. Bereits im alten Ägypten wurde damit verschiedenen Krankheiten zu Leibe gerückt. Auch bei den alten Römern und im Mittelalter waren Fastenkuren als Heilmethode sehr beliebt. Und in der heutigen Zeit wird das Fasten zunehmend wieder populär – denn zahlreiche Studien haben gezeigt, dass Heilfasten nicht nur Körper und Geist reinigt, sondern auch eine wichtige Rolle in der Therapie etlicher Krankheiten, u.a. Krebs, spielen kann.

KAPITEL 2
FASTEN – WIE FUNKTIONIERT ES, KANN ES JEDER TUN?

Unter Fasten verstehen wir den bewussten und freiwilligen Verzicht auf Nahrung und Alkohol für einen bestimmten Zeitraum. Der Fastende nimmt während dieser Zeit nur Wasser, Brühe, Tee und Saft zu sich. Dieser Zeitraum dauert im Normalfall fünf bis zehn Tage. Länger sollte nicht gefastet werden, da es sonst zu Mangelerscheinungen kommen kann. Es gibt aber auch eine Form des Fastens, bei dem man nur auf bestimmte Nahrungsmittel verzichtet – z.B. auf Fleisch, Süßigkeiten oder Alkohol. Diese Art praktizieren zahlreiche Christen in der Zeit von Aschermittwoch bis Ostersonntag.

Ursprünglich ist Fasten nämlich ein religiöser Brauch, der in fast allen Weltreligionen praktiziert wird. Hintergrund ist, dass der Körper vor wichtigen Festen sozusagen gereinigt werden soll. Heutzutage hat das Fasten in der Regel sehr weltliche Gründe. Die meisten Menschen fasten, um ihr Gewicht zu reduzieren. Wer aus diesem Grund fastet, sollte jedoch anschließend seine Essgewohnheiten überprüfen und eventuell umstellen – ansonsten wird der Jojo-Effekt nicht lange auf sich warten lassen.

Allerdings kann man mit Fasten nicht nur schnell und effektiv abnehmen, es wirkt sich auch sehr positiv auf das körperliche und seelische Wohlbefinden aus.

Was passiert im Körper, wenn man fastet?

Nach etwa 24 Stunden beginnt die Leber, die Fettreserven des Körpers zur Gewinnung von Energie zu nutzen. Dann wird das körpereigene Fett in Energie verwandelt. Dieser Leberstoffwechsel setzt dann ein, wenn man in einem Zeitraum von 24

Stunden weniger als 500 kcal zu sich nimmt.

Nach etwa drei Tagen des Fastens steigert sich die Ausschüttung des Hormons Serotonin, welches für Glücksgefühle und innere Zufriedenheit sorgt. Die Darmflora und das Gehirn kommen zur Ruhe, Energie wird freigesetzt. Man fühlt sich gelassen und entspannt. Viele Menschen machen in dieser Zeit die Beobachtung, dass sie recht wenig schlafen (können), sich aber dennoch ausgeschlafen und erholt fühlen. Durch den Verzicht auf Nahrung werden nicht nur der Geruchs- und Geschmackssinn, sondern ebenso alle übrigen Sinne geschärft.

Was passiert auf seelischer Ebene?

Die ersten zwei bis drei Fastentage sind hart, aber anschließend erleben fast alle Menschen eine deutliche Verbesserung ihrer Stimmung. Sie fühlen sich gut gelaunt, leicht und beschwingt. Mit Fasten kann man wetterbedingte Stimmungsschwankungen sowie auch ganz leichte Depressionen sehr gut in den Griff bekommen. Allerdings sollte bei schweren

Depressionen nicht ohne ärztlichen Rat gefastet werden.

Nicht wenige Menschen fasten aus religiösen Gründen. In fast allen großen Religionen gibt es bestimmte Phasen, in denen ganz oder teilweise auf Nahrung verzichtet wird. Und auch wer mit Glauben und Gott nichts am Hut hat, wird in dieser Zeit erahnen, warum Fasten Menschen aus Glaubensgründen fasten – in dieser Zeit der Einkehr spürt jeder, wie wenig man für innere Ruhe, Ausgeglichenheit und Zufriedenheit braucht – eine sehr heilsame und spirituelle Erfahrung.

Wer kann fasten, wer sollte es lieber bleiben lassen?

Im Prinzip kann jeder gesunde Erwachsene fasten. Wer es zum ersten Mal tut – für den kann es eine gute Idee sein, sich einer Fastengruppe anzuschließen. In diesen Gruppen unterstützen sich die Teilnehmer gegenseitig, und auf diese Weise fällt das Durchhalten leichter.

Lieber nicht fasten sollten Kinder und Jugendliche unter 14 Jahren, schwangere Frauen und stillende Mütter. Abzuraten ist ebenfalls für Menschen, die an Essstörungen leiden oder gerade eine schwere Infektionskrankheit hinter sich haben.

Bei diesen Beschwerden sollten sie auf das Fasten lieber verzichten:

- mehr als 30 % Übergewicht
- Untergewicht
- Magersucht, Bulimie oder Binge Eating
- Gefahr eines Herzinfarkts
- Bluthochdruck
- Neurodermitis
- Arthrose
- Rheuma
- Diabetes

Wenn Sie Zweifel haben, konsultieren sie sicherheitshalber Ihren Hausarzt, bevor Sie eine Fastenkur beginnen.

KAPITEL 3
WELCHE VORTEILE HAT DAS FASTEN?

1. Entgiftung

Beim Fasten werden jahrelang eingefahrene Lebens- und Essgewohnheiten unterbrochen. Man nimmt keinen Zucker, keinen Alkohol und kein Koffein zu sich. Die Verdauung wird entlastet, Giftstoffe werden aus dem Körper gespült, der Körper wird entschlackt und kann sich regenerieren.

2. Gewichtsabnahme

Durch das Fasten werden sie ganz sicher einige

Pfunde an Gewicht verlieren. Aber: Fasten ist keine Diät! Nach der Fastenkur ist es wichtig, Ihre Essgewohnheiten zu überprüfen und gegebenenfalls zu ändern. Sonst wird früher oder später der Jojo-Effekt einsetzen.

3. Seelische Reinigung

Eine Fastenkur bietet Ihnen eine Auszeit vom Alltag, vom Stress in Beruf und Familienleben. Sie bekommen den Kopf frei und sammeln neue Kräfte. Für Menschen, die aus religiösen Gründen fasten, bietet eine Fastenkur auch die Möglichkeit einer spirituellen Reinigung.

4. Positive Auswirkungen auf die Gesundheit

Fasten bringt unserer Gesundheit und unserem Wohlbefinden etliche Vorteile. Nach einer Weile Verzicht auf Süßigkeiten, Alkohol und fettiges Essen machen viele Menschen die Erfahrung, dass ihnen diese Dinge gar nicht mehr schmecken, und es gar nicht schwerfällt, sie auch weiterhin aus dem

Speiseplan zu streichen.

Neben dem allgemeinen Wohlgefühl, das das Fasten auslöst, hilft es erwiesenermaßen auch gegen Krankheiten, wie. z.B. Rheuma, Arthritis, Diabetes und Bluthochdruck.

KAPITEL 4
HEILFASTEN UND KREBS

Vor einigen Jahren sorgte die Studie von Biologen einer namhaften Universität in Kalifornien für großes Aufsehen. Das Forscherteam entdeckte nämlich, dass sich das Fasten auf Krebspatienten äußerst positiv auswirken kann. Das Tumorwachstum verlangsamte sich und die Gefahr einer Metastasierung konnte mit Hilfe des Fastens um 75 Prozent verringert werden.

Bei einer weiteren Untersuchung hat sich gezeigt, dass eine Chemotherapie schneller anschlägt und effektiver ist, wenn der Patient zusätzlich fastet.

Diese Studien wurden unter anderem bei folgenden Krebsarten durchgeführt:

- Gehirntumore
- Brustkrebs
- Eierstockkrebs

Über die Hälfte der untersuchten Krebsarten reagierten sogar positiv auf das Fasten allein, ohne dass eine Chemotherapie durchgeführt wurde! Ein weiterer Beweis dafür, dass Fasten unserem Körper sehr viele Vorteile bringt.

Der Grund, warum man mit Fasten sogar Krebs bekämpfen kann, ist folgender: Gesunde Körperzellen wechseln bei einem durch das Fasten bedingten Mangel an Nährstoffen in einen sogenannten „Energiespar-Modus". Eine Krebszelle ist dazu jedoch nicht in der Lage. Das bedeutet, dass eine Krebszelle sich während des Fastens nicht mit Nährstoffen versorgen kann und nach einer Weile abstirbt.

Ein weiterer Grund ist der bereits erwähnte Schutz des Immunsystems durch das Fasten. Weiße Blutkörperchen – auch Leukozyten genannt – haben ja die Aufgabe, Krankheitserreger und auch Krebszellen zu bekämpfen. Sie sind sozusagen die Wächter unseres Immunsystems.

Bedingt durch Chemo- oder Strahlentherapie, aber auch durch Medikamente, ist bei Tumorpatienten die Zahl der weißen Blutkörperchen oft zu niedrig, ihr Immunsystem ist also stark geschwächt.

Eine Studie mit Krebspatienten, welche sich einer Chemotherapie unterzogen, hat erbracht, dass eine längere Periode des Fastens die Regeneration des Immunsystems begünstigt und beschleunigt, indem mehr Stammzellen zur Produktion neuer weißer Blutkörperchen angeregt werden.

Was ist bei einer Krebstherapie besonders zu beachten?

Wichtig ist bei der Integration des Fastens in eine Krebsbehandlung, dass der Patient das Fasten auf jeden Fall in Zusammenarbeit mit seinem behandelnden Arzt oder Heilpraktiker durchführt. Auf keinen Fall sollte ein Krebspatient auf eigene Faust eine Fastenkur machen!

Manche Patienten sind durch die Krankheit sehr stark geschwächt und haben viel Gewicht verloren. Besonders bei fortgeschrittenen Krebserkrankungen ist dies häufig der Fall. Dann sollten nur sehr kurze Fastenphasen durchgeführt werden.

Es ist also von äußerster Wichtigkeit, dass eine ganzheitliche oder komplementäre Krebstherapie immer ganz individuell auf den einzelnen Patienten abgestimmt wird und man keinen festgelegten Programmen folgt.

KAPITEL 5
WELCHE METHODEN DES FASTENS GIBT ES?

Es gibt ganz verschiedene Formen des Fastens – dazu gehören u.a. das Saftfasten, das Wasser-Tee-Fasten, das Basenfasten oder das Intermittierende Fasten.

Wasser-Tee-Fasten

Beim Wasser-Tee-Fasten handelt es sich um die strengste Form des Fastens. Hier wird über einen bestimmten Zeitraum komplett auf die Zufuhr von Kalorien verzichtet. Dies hat zur Folge, dass der Körper komplett gereinigt, entgiftet und entschlackt wird. Das Immunsystem wird gestärkt, die Abwehrkräfte aktiviert, und bei Kranken ist das Fasten oft der Beginn des Heilungsprozesses. Ein sehr beliebter Nebeneffekt ist, dass diese Form des Fastens mit einem erheblichen Gewichtsverlust einhergeht.

Wie funktioniert es? Bei dieser Form muss der Fastende täglich mindestens drei Liter Flüssigkeit zu sich nehmen. Idealerweise setzt diese sich zusammen aus zwei Litern Mineral- oder Leitungswasser und 1 Liter Gemüsebrühe und Tee. Mit den Teesorten sollte man sich so viel wie möglich Abwechslung in die Fastenkur bringen, was aber angesichts der vielen leckeren Teesorten, die zur Verfügung stehen, kein Problem darstellen dürfte.

Beruhigend wirken folgende Teesorten:

- Lavendel
- Johanniskraut
- Ringelblume

- Baldrian
- Weißdorn

Diese Teesorten wirken entschlackend und entgiftend:

- Lindenblüte
- Kamille
- Pfefferminze
- Kümmel
- Anis
- Fenchel
- Brennnessel
- Salbei
- Wacholderbeere
- Holunderblüte

Grüner Tee ist zwar kein Kräutertee, aber er ist ebenfalls gut zum Fasten geeignet. Er gilt als entzündungslindernd, verdauungsfördernd und stärkt ebenfalls das Immunsystem. Auch wird grünem Tee eine unterstützende Wirkung bei der Gewichtsabnahme nachgesagt.

Da während dieser Form des Fastens ausschließlich Wasser, Brühe und Tee aufgenommen werden, ist die Qualität des Tees sehr wichtig. Achten Sie deshalb darauf, dass Sie nur natürliche Teesorten, die frei von Zusatzstoffen wie Konservierungsmitteln, Farbstoffen und künstlichen Aromen sind, verwenden.

Der Tee darf nicht gesüßt werden, weder mit Zucker noch mit Süßungsmitteln. Wer gar nicht auf etwas süßen Geschmack verzichten kann oder will, darf dem Tee eine minimale Menge an Honig zugeben.

Das Wasser-Tee-Fasten sollte nicht länger als eine Woche durchgeführt werden. Während dieser Zeit werden dem Körper Nährstoffe, Vitamine und Mineralstoffe vorenthalten. Wer länger als diesen empfohlenen Zeitraum fasten will, sollte das nicht ohne Rücksprache mit dem Hausarzt oder einem Fasten-Experten tun.

Saftfasten

Das Saftfasten ist nicht ganz so streng wie das Wasser-Tee-Fasten und lässt sich sehr gut in den Alltag integrieren. Bei dieser Art nimmt der Fastende täglich 5 bis 7 Gläser frisch gepresste Frucht- oder Gemüsesäfte zu sich. Dies entspricht einer Energiezufuhr von etwa 750 kcal. Darüber hinaus sind Mineralwasser und ungesüßte Kräutertees nach Belieben erlaubt.

Bei dieser Form des Fastens werden dem Körper wertvolle Vitamine und Mineralstoffe als verschiedenen Gemüsesorten, Kräutern, Früchten und Beeren zugeführt. Diese belasten die Verdauung nicht und werden direkt vom Blut aufgenommen.

Saftfasten kann man nicht über einen längeren Zeitraum hindurch praktizieren. Geeignet sind dafür ein kurzer Zeitraum von zwei bis drei Tagen oder einer Woche. Viele legen auch regelmäßig einen einzigen sogenannten „Safttag" ein.

Für das Saftfasten eignen sich:

Gemüse:

- Karotten
- Tomaten
- Zucchini
- Artischocken
- Sauerkraut
- Spinat

Früchte und Beeren:

- Äpfel
- Orangen
- Zitronen
- Heidelbeeren
- Himbeeren
- Brombeeren
- Ananas
- Mangos

- Papayas

Selbstverständlich können auch verschiedene Komponenten miteinander kombiniert werden, z.B. Orangen mit Karotten, Mangos mit Spinat usw. Wichtig ist, dass die Säfte langsam getrunken und eine Weile vor dem Schlucken im Mund hin- und her bewegt werden. Auf diese Weise wird die Verdauung der Nährstoffe erleichtert.

Basenfasten

Beim Basenfasten handelt es sich um eine Form der Entschlackung und Entgiftung, bei der Betreffende ausschließlich basische Lebensmittel zu sich nehmen darf. Im Gegensatz zu den Fastenarten, bei denen man ausschließlich Flüssigkeit wie Wasser, Saft, Brühe oder Tee zu sich nimmt, darf man sich beim Basenfasten satt essen. Deshalb ist das Basenfasten auch als dauerhafte Ernährungsform geeignet.

Zahlreiche ungesunde Essgewohnheiten führen oft

zu Beschwerden oder zumindest Unwohlsein. Dazu gehören zu viel, zu fettiges und zu süßes Essen, zu viel Alkohol, Koffein und Medikamente. Gepaart mit Stress, zu wenig Bewegung und Mangel an Schlaf führen diese Dinge über kurz oder lang zu einer Übersäuerung des Organismus, welche früher oder später zu gesundheitlichen Problemen führt.

Wer sich basisch ernährt, versorgt seinen Körper mit gesunden und leicht aufnehmbaren basischen Nähr- und Mineralstoffen, welche der Körper für ein gesundes Gleichgewicht benötigt. Der Säure-Basen-Haushalt wird mit dieser Fasten- bzw. Ernährungsform harmonisiert, und auf diese Weise entsteht in allen Bereichen des Körpers ein gesunder pH-Wert. Der Körper wird entschlackt und Säuren werden abgebaut. Die Folge ist ein in jeder Hinsicht gesunder, aktiver Mensch mit viel Lebensfreude und Tatkraft.

Basenfasten ist zwar grundsätzlich für jeden

Menschen geeignet, besonders davon profitieren werden jedoch Menschen mit

- Hautproblemen
- Verdauungsproblemen wie chronischem Durchfall oder chronischer Verstopfung oder Blähungen
- Rheuma
- Migräne

Welche Lebensmittel sind nun aber basisch, und welche sind sauer? Basisch sind viele Obst-und Gemüsesorten wie Kartoffeln, Spinat, Karotten, Blumenkohl, Brokkoli, Bananen, Äpfel, Mangos, Heidelbeeren und Himbeeren. Ebenfalls basisch sind die meisten Nussarten, Eier und Soja. Als sauer gelten beispielsweise Fleisch, Wurst, Nudeln, Brot, zahlreiche Milchprodukte, Alkohol und Zucker.

Genaue Auskunft darüber, welche Nahrungsmittel sauer und welche basisch sind, finden Sie unter folgendem Link:

http://www.fuersie.de/sites/fuersie/files/download/saeure-basen-balance.pdf

Intermittierendes Fasten

Intermittierendes Fasten bedeutet „unterbrochenes Fasten". Diese Form des Fastens unterteilt sich in zwei Phasen, die einander abwechseln: In Phase 1 wird ganz normal gegessen, während in Phase 2 komplett auf Nahrung verzichtet wird. Diese Phasen können je nach Konzept unterschiedlich lang sein. Wichtig ist aber auf jeden Fall, dass es eine lange Pause zwischen dem letzten und ersten Essen von Phase 1 gibt. Nur so hat der Körper die Möglichkeit der Entschlackung.

Anhänger des intermittierenden Fastens schwören darauf, weil man damit von den Vorteilen des Fastens profitieren kann, gleichzeitig aber niemals ein Gefühl von Schwäche oder Heißhungerattacken aufkommen.

Besondere Formen des intermittierenden Fastens sind:

Die 5:2 Diät

Intermittierendes Fasten kommt in verschiedenen Formen und verschiedenen Zeitfenstern daher. Die am meisten verbreitete Methode ist die sogenannte 5:2 Diät. Dabei wird an fünf Tagen ganz normal gegessen, und dann an zwei Tagen komplett auf Nahrung verzichtet und ausschließlich Flüssigkeit aufgenommen. Es hat sich gezeigt, dass sich damit nicht nur das Wohlbefinden verbessert – man kann damit auch sehr gute Abnehmerfolge erzielen. Möglich ist auch – und das gilt besonders für Menschen, die keine Gewichtsreduktion mit dem Fasten beabsichtigen ¬ dass man an diesen beiden Fastentage statt gar keiner nur minimale Kalorien zu sich nimmt – z.B. einige Tassen Gemüsebrühe über den Tag verteilt.

Die 50:50 Diät

Eine weitere Methode des intermittierenden Fastens ist die 50:50 Diät. Das bedeutet, es wird einen Tag normal gegessen und den nächsten gefastet. Dies ist ebenfalls eine effektive Methode, den Körper zu entschlacken und Gewicht zu verlieren. Auch Tierversuche haben gezeigt, dass Tiere, die nur jeden zweiten Tag gefüttert wurden, gesunder sind, länger leben und seltener an Tumoren erkranken.

Ein Fastentag pro Woche

Eine gute Methode ist auch der sogenannte Entlastungstag einmal pro Woche. An diesem Tag verzichtet man entweder komplett auf Nahrung oder nimmt ausschließlich ein bestimmtes Produkt – wie beispielsweise Obst oder Reis zu sich.

KAPITEL 6
DAS 10 - TAGE PROGRAMM – TAG FÜR TAG ERKLÄRT

In diesem Kapitel möchte ich Ihnen noch ein Fastenprogramm vorstellen. Über die Länge einer Fastenkur gibt es die unterschiedlichsten Meinungen, die meisten empfehlen jedoch eine Woche bis 10 Tage – nicht länger. Ich habe mich daher für ein 10-Tage Programm entschieden, von denen an sechs Tagen gefastet wird, die anderen vier Tage sind Entlastungs- bzw. Aufbautage.

Tag 1 – erster Entlastungstag

Jede Fastenkur beginnt mit einem oder auch

mehreren Entlastungstagen. Diese Tage dienen dazu, den Körper auf die Fastenzeit einzustimmen. Verzichten Sie an diesen Tagen auf schwere, fettreiche Kost. Essen Sie in erster Linie Obst, Gemüse, Reis und Kartoffeln. Mageres Fleisch wie Hähnchen- oder Putenbrust und gedünsteter Fisch sind ebenfalls möglich. Achten Sie darauf, ausreichend zu trinken – Wasser, ungesüßte Tees oder Saftschorlen mit viel Wasser und wenig Saft.

Machen Sie nur leichten Sport wie 10 Minuten Nordic Walking oder 20 Minuten Schwimmen. Wer Sport nicht gewohnt ist oder sich nicht fit fühlt, sollte nur 20 bis 30 Minuten an der frischen Luft spazieren gehen.

So könnte Ihr Speiseplan am ersten Entlastungstag aussehen:

Morgens

- 1 Glas Buttermilch oder Naturjoghurt, 1 Apfel

Mittag

- 100 g Naturreis – ohne Salz! – ca 10 Minuten in Wasser dünsten, nach etwa 7 Minuten 2 kleine gewürfelte Tomaten mitdünsten, mit Kräutern würzen

Abend

- Rohkostplatte bestehend aus Blattsalat, Gurken, Kohlrabi, Karotten, garniert mit einigen Nüssen und/oder Mandeln mit einem Dressing aus etwas Olivenöl und Zitronensaft

Snack

- Ein Obstsalat aus 1 Apfel, ½ Orange und 1 Kiwi. Mit etwas Zitronensaft und ohne Zucker anrichten.

Tag 2 – zweiter Entlastungstag

Und so könnte Ihr Speiseplan am heutigen zweiten Entlastungstag aussehen:

Morgens

- 1 Glas Molke, 1 Pfirsich oder 1 Handvoll Weintrauben

Mittag

- Kochen Sie 150 g Pellkartoffeln. Dazu ein Saisongemüse nach Wahl – z.B. Fenchel, Karotten, Blumenkohl oder Zucchini. Gehen Sie sehr sparsam mit Salz um, würzen Sie dafür umso großzügiger mit Kräutern Ihrer Wahl.

Abend

- Bereiten Sie sich einen Salat zu aus Lollo bianco, Radiccio, Tomaten und grüner Paprika. Braten Sie 100 bis 150 g Hähnchen- oder Putenbrust fettfrei an und geben Sie diese zum Salat. Richten Sie mit einem Dressing aus Zitronensaft und Olivenöl an.

Snack

- ½ rohe Kohlrabi oder 1 Reiswaffel

Tag 3 – erster Fastentag

Am heutigen ersten Fastentag ist eine Darmreinigung angesagt. Lösen Sie dazu am Morgen ein bis zwei Teelöffel Epsom-Salz (auch als Bittersalz oder Magnesiumsulfat bekannt) in ¼ Liter Wasser auf. Alternativ können Sie das Salz auch in Sauerkrautsaft oder Molke auflösen.

Ansonsten trinken Sie über den Tag verteilt mindestens drei Liter Flüssigkeit, davon zwei Liter kohlensäurefreies Mineralwasser, den Rest Fasten-Brühe und Tee.

Hier einige Rezeptvorschläge für Fasten-Brühe. Es sind jeweils 4 Portionen berechnet, so dass Sie sich einen Vorrat kochen können, von dem Sie an mehreren Fastentagen profitieren können.

Karottenbrühe

Zutaten

250 g Karotten
½ Stange Lauch
2 TL Hefeflocken
4 TL frische Petersilie, feingehackt
1 Prise Muskat
etwas Petersilienwurzel (nach Geschmack)
etwas Sellerie (nach Geschmack)
1 TL gekörnte Gemüsebrühe
1 l Wasser
1 Prise Meersalz

Zubereitung

1. Wasser zum Kochen bringen, währenddessen Gemüse putzen und klein schneiden.
2. Gemüse in das kochende Wasser geben und 10 bis 20 Minuten gar kochen.
3. Topf vom Herd nehmen und die Suppe durchseihen

4. Die Brühe mit den Gewürzen und Salz abschmecken und Petersilie und Hefeflocken darüber geben.

Kartoffelbrühe

Zutaten

250 g Kartoffeln
½ Stange Lauch
¼ Knolle Sellerie
½ TL Majoran
½ TL Kümmel
1 Prise Muskatnuss, frisch gemahlen
etwas Petersilienwurzel nach Geschmack
4 TL frische Petersilie, feingehackt
1 TL gekörnte Gemüsebrühe
2 TL Hefeflocken
1 Prise Meersalz
1 l Wasser

Zubereitung

1. Wasser zum Kochen bringen, währenddessen Kartoffeln und Gemüse gut waschen, nicht schälen und in kleine Stücke schneiden.

2. Kartoffeln, Gemüse und gekörnte Brühe in das kochende Wasser geben und 10 bis 20 Minuten gar kochen.
3. Topf vom Herd nehmen, Suppe durchseihen, mit Gewürzen und Salz abschmecken und Petersilie und Hefeflocken darüber geben.

Tomatenbrühe

Zutaten

500 g Tomaten
¼ Stange Lauch
1 – 2 Karotten
½ Knolle Sellerie
1 Knoblauchzehe
1 Prise Muskat, frisch gemahlen
1 TL gekörnte Gemüsebrühe
1 TL Majoran
1 TL Oregano
2 TL Hefeflocken
1 Prise Meersalz
1 l Wasser

Zubereitung

1. 1.Wasser zum Kochen bringen, währenddessen Tomaten und restliches Gemüse waschen, nicht schälen und in kleine Stücke schneiden.
2. 2.Tomaten, restliches Gemüse, Brühe und

Knoblauchzehe in das kochende Wasser geben und 10 bis 20 Minuten gar kochen.
3. 3.Topf vom Herd nehmen, Suppe durchseihen, mit Gewürzen und Salz abschmecken und die Hefeflocken darüber geben.

Selleriebrühe

Zutaten

250 g Knollensellerie
1 – 2 Karotten
½ Stange Lauch
4 TL frische Petersilie, feingehackt
1 TL gekörnte Gemüsebrühe
2 TL Hefeflocken
1 Prise Muskatnuss, frisch gerieben
½ TL Majoran
1 Prise Meersalz
1 l Wasser

Zubereitung

1. Wasser zum Kochen bringen, währenddessen Gemüse waschen, nicht schälen und in kleine Stücke schneiden.
2. Gemüse und Gemüsebrühe in das kochende Wasser geben und 10 bis 20 Minuten gar kochen.
3. Topf vom Herd nehmen, Suppe durchseihen, mit

Gewürzen und Salz abschmecken und Petersilie und Hefeflocken darüber geben.

Tag 4 – zweiter Fastentag

Trinken Sie – wie an jedem weiteren Fastentag - über den Tag verteilt 2 Liter Wasser und 1 Liter Brühe nach Wahl. Durch die beginnende Umstellung des Stoffwechsels werden am heutigen zweiten Tag vermehrt Stoffwechselprodukte über die Mundschleimhaut und die Haut abgeatmet. Dies kann zu einem unangenehmen Körpergeruch führen. Kümmern Sie sich daher heute ausgiebig um Ihre Körperpflege. Nehmen Sie ein Bad mit einem entspannenden und wohlduftenden Zusatz, wie z.B. Orangenöl oder Lavendel.

Tag 5 – dritter Fastentag

Beginnen Sie den Tag mit Bewegung. Wenn Sie sich fit genug fühlen, gehen Sie eine kleine Runde joggen, ansonsten machen Sie einen Spaziergang an frischer Luft. Heute Nachmittag wird Ihnen auch etwas Gartenarbeit an der frischen Luft gut tun.

Heute sollten sie ebenfalls Ihre Leber bei der Entgiftung unterstützen. Dies können Sie mit einer Leber-Packung tun. Nehmen Sie dazu ein Leinentuch oder ein großes Handtuch, tauchen Sie es zu einem Drittel in heißes Wasser. Wringen Sie das Tuch aus und legen es sich erst mit der feuchten, dann mit der trockenen Seite auf den nackten Bauch. Packen Sie eine Wärmflasche obendrauf.

Tag 6 – vierter Fastentag

Bei einigen Fastenden stellt sich am vierten Tag komplett ohne Nahrung ein starkes Hungergefühl ein. Ist das bei Ihnen der Fall, können Sie zusätzlich zu Wasser, Tee und Gemüsebrühe ein großes Glas Buttermilch trinken. Achten Sie dabei darauf, dass Sie langsam und in kleinen Schlucken trinken.

Gegen Hungergefühle helfen auch Yoga-Übungen.

Häufiges Problem bei einer Fastenkur sind kalte

Füße. Hier kann ein ansteigendes Fußbad sehr gut Abhilfe schaffen. Füllen Sie dazu lauwarmes Wasser in eine Fußbadewanne oder einen Eimer und tauchen Sie Ihre Füße hinein. Dann geben Sie nach und nach kleine Mengen an sehr heißem bzw. kochendem Wasser dazu. Auf diese Weise erhalten die Füße immer wieder einen Wärmeschub. Nach dem Fußbad waschen Sie die Füße kalt ab, trocknen Sie sie gut und ziehen dicke Socken darüber.

Tag 7 – fünfter Fastentag

Heute ist wieder eine Darmreinigung an der Reihe. Gehen Sie dazu genauso vor wie am ersten Fastentag.

Auch ist dieser Tag der perfekte Zeitpunkt für ein basisches Bad. Ein solches unterstützt sehr effektiv die Entgiftung Ihres Körpers. Das Wasser sollte etwa 37°C warm sein. Setzen Sie dem Badewasser etwas Meersalz und ein basisches Badekonzentrat (erhältlich in Apotheken, Reformhäusern oder Online-Handel) zu. Baden Sie etwa 15 bis 20 Minuten.

Tag 8 – sechster Fastentag

Es ist fast geschafft! Planen Sie die beiden kommenden Aufbautage. Kaufen Sie die Lebensmittel und Zutaten ein, die Sie dafür benötigen.

Für den heutigen letzten „richtigen" Fastentag möchte ich Ihnen eine Yoga-Übung vorstellen. Sie wirkt erwärmend auf den Körper und schenkt Selbstvertrauen und innere Harmonie.

Es handelt sich um den sogenannten „Sonnengruß", und so geht es:

- Nehmen Sie beide Hände vor die Brust und atmen Sie aus.
- Atmen Sie tief ein, strecken Sie dabei beide Arme nach oben. Führen Sie Schultern und Schulterblätter zusammen und spannen Sie den Gesäßmuskel an.
- Atmen Sie langsam wieder aus, beugen Sie den Oberkörper nach unten, bis Ihre Hände den Boden berühren.

- Atmen Sie tief wieder ein, strecken Sie dabei das linke Bein nach hinten und setzen Sie den Fuß auf. Strecken Sie das rechte Bein und richten Sie den Oberkörper auf.
- Halten Sie den Atem an, stellen Sie auch das rechte Bein nach hinten und drücken Sie die Arme durch.
- Lassen Sie Brust und Stirn den Boden berühren, atmen Sie dabei aus.
- Atmen Sie wieder ein, heben Sie dabei den Oberkörper an.
- Atmen Sie aus, heben Sie Ihr Becken an, pressen Sie die Fersen auf den Boden, drücken Sie die Arme durch.
- Atmen Sie wieder ein, lösen Sie die Arme vom Boden und strecken sie nach hinten.
- Atmen Sie aus, bringen Sie den rechten Fuß nach vorn, strecken Sie die Beine durch.
- Atmen Sie ein und strecken beide Arme über den Kopf.
- Atmen Sie aus und lassen Sie die Hände nach unten.

Wiederholen Sie den Sonnengruß insgesamt

dreimal, um eine optimale Muskelerwärmung zu erzielen.

Tag 9 - erster Aufbautag

Die beiden letzten Tag der Fastenkur – die sogenannten Aufbautage – dienen dazu, Ihren Körper langsam und behutsam wieder an feste Nahrung zu gewöhnen.

Hier ist ein möglicher Speiseplan für den ersten Aufbautag:

Morgens:
- 1 Apfel oder ein Schälchen ungesüßtes Apfelmus, 1 Naturjoghurt

Mittags

Karotten-Kartoffelsuppe

Zutaten (für 1 Person)
2 bis 3 mittelgroße Kartoffeln

2 Karotten

1 TL gekörnte Gemüsebrühe

1 EL Schmand

Gewürze nach Geschmack, z.B. Majoran, Thymian, Oregano

1 Prise Meersalz

0,4 l Wasser

Zubereitung

1. Wasser zum Kochen bringen, währenddessen Kartoffeln schälen und in kleine Würfel schneiden, Karotten schälen und in kleine Scheiben schneiden.
2. Karotten, Kartoffeln und Gemüsebrühe in das kochende Wasser geben, etwa 20 Minuten gar kochen, dann Salz und Gewürze hinzugeben.
3. Suppe pürieren, den Schmand unterrühren und servieren.
4. Snack am Nachmittag: ein Teller frisches Obst, z.B. Mango, Papaya, Birnen, Äpfel, Pfirsiche
Abends

- 1 Knäckebrot mit magerem Kräuterquark und 1 TL Honig + 2 TL Leinsamen

Tag 10 - zweiter Aufbautag

Am heutigen zweiten Aufbautag sollte Ihre Verdauung wieder richtig in Schwung kommen. Trinken Sie dazu am Morgen direkt ein Glas Molke oder Sauerkrautsaft. Damit werden der Stoffwechsel und die Darmentleerung optimal angeregt.

Möglicher Speiseplan für den zweiten Aufbautag:

Frühstück

Müsli mit frischen Früchten

Zutaten

4 EL Haferflocken
1 Apfel
1 Banane
½ Birne

ein paar Weintrauben

1 EL Leinöl

Saft von einer Orange

Saft von ½ Zitrone

Kürbiskerne, Sonnenblumenkerne, Leinsamen nach Geschmack

Zubereitung

1. In einer Pfanne die Haferflocken auf kleiner Stufe die Haferflocken ohne Fett anrösten. Früchte waschen und in mundgerechte Stücke schneiden.
2. Zitronensaft und Orangensaft über die Früchte geben, Sonnenblumenkerne, Leinsamen, Kürbiskerne und Leinöl untermischen.
3. Haferflocken darüber streuen und servieren.

Mittag:

Bereiten Sie sich Kartoffeln nach Geschmack zu – z.B. Pellkartoffeln oder (in wenig Fett gebratene) Bratkartoffeln. Kochen Sie sich dazu gedünstetes Gemüse nach Wahl – z.B. Kohlrabi oder Blumenkohl oder Karotten. Möglich ist natürlich auch eine Mischung mehrerer Sorten Gemüse. Salzen Sie nur sehr sparsam.

Alternativ können Sie statt Kartoffeln auch Naturreis dünsten und zusammen mit dem Gemüse essen.

Snack am Nachmittag

Fatburner-Enzym-Cocktail

Zutaten

1 Handvoll Himbeeren
1 Papaya
1 Grapefruit

1 Limette

Zubereitung:

1. Fleisch aus der Papaya schaben und zusammen mit den Himbeeren pürieren. Saft der Limette und der Grapefruit untermischen und genießen.

Abends

Minestrone mit Polentaklößchen

Zutaten (1 Person)

1 Karotte
½ Kohlrabi
¼ Stange Lauch
50 g Polenta
400 ml Gemüsebrühe
200 ml Wasser

Zubereitung

1. Wasser erhitzen und die Polenta einrühren.
2. Aufkochen lassen, dann den Topf vom Herd nehmen und die Polenta zugedeckt etwa
3. 10 Minuten quellen lassen.
4. Währenddessen Gemüse waschen, schälen und in kleine Stücke bzw. Scheiben schneiden.
5. Gemüsebrühe zum Kochen bringen, Gemüse dazugeben und etwa 10 Minuten garen lassen.

Aus der Polenta kleine Klößchen formen, in die heiße Suppe geben, und mit Petersilie garniert servieren.

KAPITEL 7
MÖGLICHE NEBENWIRKUNGEN DES FASTENS

Nichts essen, entschlacken, sich besser fühlen und dabei auch noch abnehmen – schön wäre es, wenn es immer so reibungslos klappen würde. Leider ist dies nicht immer der Fall.

Es ist immer möglich, dass es beim Fasten zu unerwünschten Nebenwirkungen kommen kann – selbst dann, wenn Sie es unter Aufsicht eines Arztes durchführen. Und zwar können diese Nebenwirkungen sowohl psychischer als auch physischer Natur sein. Der Grund hierfür sind fast immer Veränderungen in der Verdauung, im

Stoffwechsel und im Hormonhaushalt – bedingt durch den Nahrungsentzug.

Viele Fastende klagen besonders am Anfang über psychische Verstimmungen, Erschöpfung und Müdigkeit. Manche kommen mit dem Hunger nicht zurecht und reagieren gereizt. Kreislaufprobleme können ebenfalls vorkommen.

Auch Kopf- Rücken- und Gliederschmerzen und Muskelkater sind nicht selten unerwünschte Nebenwirkungen einer Fastenkur. Meist sind dies körperliche Reaktionen auf gesundheitliche Probleme, die bereits vor dem Fasten bestanden.

Bei manchen Fastenden verändert sich die Haut, sie kann vorübergehend trocken und rissig werden. Andere wiederum frieren während dieser Zeit schneller oder haben einen unangenehmen Körper- oder Mundgeruch. Letzterer verschwindet jedoch wieder, sobald der Körper sich an das Fasten gewöhnt hat. Auch Stuhl und Urin können sich farblich und geruchlich verändern, und Frauen klagen manchmal über vermehrten Ausfluss oder eine veränderte Regelblutung.

Durch das Fasten kommt es zu einer Übersäuerung des Körpers. Diese wiederum ist die Ursache dafür, dass es bei manchen Fastenden zu Gichtanfällen kommt. Daher ist es wichtig, beim ärztlichen Check-up vor dem Fasten immer auch die Harnsäurewerte prüfen zu lassen. Sollten diese bereits vor dem Fasten sehr hoch sein, ist es ratsam, auf eine Fastenkur zu verzichten.

Auch wenn bereits mehrfach erwähnt – aber ganz wichtig ist ausreichendes Trinken. Wenn Sie zu wenig Flüssigkeit – und damit Vitamine und Mineralstoffe zu sich nehmen – kann es zu Mangelerscheinungen im Körper kommen. Achten Sie also penibel darauf, jeden Tag mindestens drei Liter Flüssigkeit zu sich zu nehmen.

KAPITEL 8
TIPPS GEGEN HEISSHUNGER

Es wird in diesen Tagen der äußerst reduzierten Zufuhr an Kalorien nicht ausbleiben, dass hin und wieder starke Hungergefühle aufkommen. Da heißt es stark bleiben! Diese Tipps helfen Ihnen beim Durchhalten.

Tipp Nr. 1 – Lenken Sie sich ab!

Sobald eine Hungerattacke im Anmarsch ist, lenken Sie Ihre Aufmerksamkeit auf etwas anderes. Machen Sie etwas Gartenarbeit oder erledigen Sie eine Hausarbeit. Auch Fernsehen oder ein gutes Buch können hilfreich sein.

Tipp Nr. 2 – Reden Sie mit jemandem!

Fangen Sie mit jemandem ein Gespräch an – aber bitte nicht zum Thema Essen/Fasten/Abnehmen! Am besten etwas ganz banales – das Wetter, der letzte Urlaub, der nächste Urlaub oder der neueste Film im Kino. Ist niemand zum Reden „zur Hand", rufen Sie jemanden an – Ihre Mutter oder Ihre beste Freundin.

Tipp Nr. 3 – Sorgen Sie für Bewegung!

Kommt Hunger auf – raus an die frische Luft und bewegen! Gehen Sie eine Runde joggen oder walken. Sie müssen aber nicht mal das Haus verlassen. Tanzen Sie 10 Minuten bei lauter Musik durch Ihre Wohnung – danach ist der Hunger wie weggeblasen!

Tipp Nr. 4 – Sorgen Sie für ausreichend Schlaf!

Was nur wenigen Menschen bekannt ist – Heißhungerattacken entstehen oft durch Übermüdung. Und Studien haben auch gezeigt, dass es einen Zusammenhang zwischen Schlafmangel und Übergewicht gibt. Sorgen Sie daher für ausreichend

Schlaf. Diesbezüglich haben wir alle unterschiedliche Bedürfnisse – der eine kommt mit 4 Stunden Schlaf aus, der andere fühlt sich auch nach 10 Stunden noch nicht ausgeschlafen. Mindestens 6 Stunden sollten Sie jede Nacht schlafen – besser sind 8 Stunden.

Tipp Nr. 5 – Pfefferminze schafft schnelle Abhilfe!

Pfefferminze ist ein sehr effektives Mittel gegen Heißhunger, da sie das Hungergefühl unterdrückt. Wenn eine Hungerattacke kommt – kauen Sie entweder frische Pfefferminze oder ein zuckerfreies Kaugummi. Oder bereiten Sie sich einen Pfefferminztee zu. Sehr wirkungsvoll ist es auch, sich die Zähne zu putzen.

Tipp Nr. 6 – Lernen Sie Yoga und/oder Meditation!

Es empfiehlt sich generell, eine Fastenkur mit Yoga oder Meditationen zu begleiten. Beides fördert nicht nur die Entschlackung während des Fastens, mit

Meditationstechniken und Yoga-Übungen lassen sich auch Hungerattacken sehr gut in den Griff bekommen.

KAPITEL 9
SCHLUSSWORT

Vielen Dank für das Erwerben und Lesen meines Buches! Ich hoffe, ich konnte Ihnen einen Einblick in die zahlreichen gesundheitlichen Vorteile des Fastens vermitteln und das 10-Tage-Programm nahebringen.

Haben Sie Ihre erste Fastenkur erfolgreich absolviert, ist es nun vielleicht an der Zeit, Ihre Ernährungsweise generell zu hinterfragen und möglicherweise zu ändern. Denn nach dem Fasten ist dies der perfekte Zeitpunkt. Sie fühlen sich stark durch das, was Sie geschafft haben. Und mit dieser Stärke können Sie Ihre guten Vorsätze für das Leben nach dem Fasten viel einfacher umsetzen!

Ich wünsche Ihnen dabei alles Gute und viel Erfolg!

Ihr Tom Wiest

Im Anschluss möchte ich Dir eine Leseprobe eines meiner Bücher mitgeben. Ich hoffe Du hast Gefallen daran.

Zuckerfrei

Wie Sie Ihre Zuckersucht beenden und Ihren Körper natürlich entgiften

Mit der 14-Tage Detox in ein zuckerfreies Leben

Tom Wiest

INHALT

1	Einleitung	Seite 153
2	Was ist Zucker und worin ist er enthalten?	Seite 156
3	Welche Wirkungen hat Zucker auf unseren Körper?	Seite 163
4	Bin ich ein Zuckerjunkie? – Ein Test	Seite 169
5	Die Zucker-Detox – in 14 Tagen zu einem zuckerfreien Leben	Seite 173
6	Zucker-Detox und Gewichtsabnahme	Seite 206
7	10 Tipps gegen Heißhungerattacken	Seite 210
8	Tipps für den Restaurantbesuch	Seite 216
9	Schlusswort – Das Leben nach der Entwöhnung	Seite 220

KAPITEL 1
EINLEITUNG

Wann haben Sie das letzte Mal etwas Süßes gegessen? Oder anders gefragt – wann haben Sie das letzte Mal NICHTS Süßes gegessen? Vor einer Woche, vor einem Monat oder noch länger? Vielleicht können Sie sich an einen Tag ohne etwas Süßes überhaupt nicht mehr erinnern – ist doch der Geschmack von Zucker aus Ihrem Leben gar nicht mehr wegzudenken?

Glauben Sie, ohne Süßes nicht leben zu können? Ihr Tag beginnt mit einem Nutella Brötchen oder einem Croissant, dazu ein paar Tassen Kaffee mit Milch und Zucker? Im Büro hat die Dose mit

Süßigkeiten ihren festen Platz, und Sie langen im Laufe eines Arbeitstages auch oft genug hinein? Und abends geht gar nichts ohne Kekse und Schokolade?

Wahrscheinlich haben Sie längst gemerkt, dass dies zu viel des Guten ist – und nicht nur deshalb, weil die Hosen immer mehr kneifen und der Zeiger der Waage sich immer weiter nach rechts bewegt. Vielleicht haben Sie auch schon oft den guten Vorsatz gefasst, weniger Süßes zu essen, aber die Versuchung war einfach immer stärker.

Wussten Sie, dass man von Zucker süchtig werden kann? Genau wie Nikotin oder Alkohol ist Zucker eine Droge, und die Sucht nach Zucker ist verbreiteter als Sie glauben. Inzwischen weiß jeder, dass für Übergewicht nicht das lange so verpönte Fett verantwortlich ist, sondern vielmehr der Zucker, von dem wir viel zu viel konsumieren.

Sage und schreibe 36 kg Zucker verspeist ein Deutscher jedes Jahr im Durchschnitt. Das ist über ein Pfund Zucker pro Woche! Und das meiste davon ist sogenannter „versteckter" Zucker – also Zucker, der verarbeiteten Lebensmitteln, Obstsäften und sogar Brot zugesetzt ist – und befindet sich in Produkten, bei denen wir nicht auf den ersten Blick erkennen, dass sie Zucker enthalten - und dies auch niemals vermuten würden.

Höchste Zeit, dem weißen Gift den Kampf anzusagen! Nicht nur Ihre Figur, auch Ihre Gesundheit werden es Ihnen danken.

Wie das geht, erfahren Sie in diesem Buch.

KAPITEL 2
WAS IST ZUCKER UND WORIN IST ER ENTHALTEN?

Zucker ist ein einfaches Kohlenhydrat und kommt am häufigsten als Einfachzucker Glukose und Fruktose und als Zweifachzucker Saccharose vor. Letzterer ist der landläufig bekannte Zucker, den wir als Haushaltszucker kennen – also das kristalline weiße Pulver, mit dem wir den Kaffee süßen und das wir zum Kuchenbacken verwenden.

Es gibt jedoch viel mehr als diesen Zucker. Sämtliche Kohlenhydrate sind letztlich Zucker – wussten Sie das? So ist zum Beispiel Stärke, die wir in Kartoffeln und Getreide finden, ein Vielfachzucker, der sich aus zahlreichen Einfachzuckern zusammensetzt. Machen Sie doch einmal einen Test! Kauen Sie sehr lange auf einer Kartoffel oder auf einem Stück Brot herum – Sie werden nach einiger Zeit einen leicht süßlichen Geschmack feststellen. Grund hierfür ist, dass bereits im Mund bestimmte Enzyme mit der Aufspaltung des Vielfachzuckers beginnen. Die endgültige Zerlegung in Einfachzucker findet allerdings erst im Dünndarm statt.

In welchen Lebensmitteln ist Zucker enthalten?

Zucker finden wir nicht nur in „offensichtlich" süßen Lebensmitteln, er versteckt sich auch in vielen anderen Nahrungsmitteln, bei denen Sie dies niemals vermuten würden.

In den folgenden Lebensmitteln ist sehr viel Zucker enthalten:

- Süßigkeiten, wie Schokolade, Gummibärchen, Bonbons

- Produkte aus Weißmehl wie Kuchen und Kekse
- Süße Getränke wie Cola, Limonade, Fruchtsäfte

Dies sind die Nahrungsmittel, die bekanntermaßen eine Menge von dem süßen Gift enthalten. Allerdings sind auch zahlreiche andere Lebensmittel künstlich mit Zucker versetzt. Wussten Sie, dass zum Beispiel Ketchup oder Fruchtjoghurt wahre Zuckerbomben sind?

Hier finden sich viele versteckte Zucker:

- Fertigsaucen, wie Tomatenketchup, Barbecuesauce, Cocktailsauce
- Fertige Salatdressings
- Fertiggerichte
- Trockenobst
- Fruchtjoghurt
- Müsli bzw. Müsliriegel

Wussten Sie beispielsweise, dass ein Fruchtjoghurt 30 g Zucker enthält, ein Glas Orangensaft es immerhin auf stolze 20 g bringt? Auch Lebensmittel, die eigentlich „gesund" klingen, wie Cornflakes oder Müsliriegel sind wahre Zuckerbomben. Auch fertige Smoothies aus dem Kühlregal enthalten jede Menge davon. So bringt es der Mango-Orangen-Smoothie von Starbucks auf sage und schreibe 37 g Zucker! Deshalb: Kaufen Sie niemals fertige Smoothies, sondern mixen Sie diese immer selbst aus frischem Obst und Gemüse.

Oder würden Sie beispielsweise im als so gesund gepriesenen Balsamico-Essig Zucker vermuten? Und tatsächlich ist im echten, traditionellen Balsamico-Essig auch keiner enthalten. Dieser kommt aus Italien, wo er mehr als 10 Jahre reifen muss. Aber: Der Balsamico-Essig, den wir für gewöhnlich im Supermarkt kaufen, durchläuft diesen aufwändigen Prozess nicht. Denn dieser wird aus Weißwein hergestellt, und die typische Farbe wird mit Hilfe von Karamell erzeugt. Auch werden dem Essig noch weitere Zusatzstoffe wie z.B. Maisstärke hinzugefügt. Beides macht sich sowohl beim Zuckergehalt als auch in der Kalorienbilanz deutlich bemerkbar.

Unbedingt erwähnt werden muss auch der Alkohol, der oft als Kalorienbombe unterschätzt wird. Wussten Sie, dass 100 ml reiner Alkohol sage und schreiben 700 kcal enthalten? Dazu kommt, dass zahlreiche alkoholische Getränke wie Liköre, Cocktails oder auch Bier eine Menge Zucker enthalten. Dieser führt zu einer vermehrten Ausschüttung von Insulin im Blut und damit zu Heißhungerattacken. Also: Gehen Sie vorsichtig mit Alkohol um, denn er enthält nicht nur viele Kalorien, sondern regt ebenso den Appetit an. Last but not least, macht er nach ein paar Gläsern leichtsinnig und verführt zu abendlichen Kühlschrank-Plünderungen.

Des Weiteren ist so gut wie allen Fertiggerichten bzw. verarbeiteten Lebensmitteln Zucker zugesetzt. Aber warum ist das eigentlich so? Dies hat mehrere Gründe, und die wesentlichen sind:

- Zucker ist ein starker Geschmacksträger
- Zucker ist ein Konservierungsmittel, d.h. durch den Zusatz von Zucker werden Nahrungsmittel länger haltbar

- Zucker macht abhängig, d.h. der Verbraucher hat immer wieder das Bedürfnis nach mit Zucker versetzten Lebensmitteln
- Zucker wird in den Ländern der Dritten Welt sehr günstig produziert

Daher lohnt es sich, beim Einkauf immer die Zutatenliste der Lebensmittel gründlich durchzulesen. Übrigens kommt Zucker unter verschiedenen Namen daher. Bei diesen Zutaten ist Vorsicht geboten, denn letztendlich handelt es sich immer um irgendeine Form von Zucker:

- Dextrose
- Laktose
- Maltose
- Maltrodextrin
- Sorbit
- Sorbitol
- Süßmolkenpulver

Am besten ist, auf Fertigprodukte und verarbeitete Lebensmittel so weit es geht zu verzichten, und nur mit frischen Zutaten zu kochen.

Auf dieser Seite finden sie eine Auflistung, wie viel Zucker in welchen Lebensmitteln enthalten ist:

http://de.sott.net/article/1507-Volksdroge-So-viel-Zucker-steckt-in-Lebensmitteln

KAPITEL 3
WELCHE WIRKUNGEN HAT ZUCKER AUF UNSEREN KÖRPER?

Längst hat sich herumgesprochen, dass Zucker dick macht. Die Wenigsten von uns wissen allerdings, dass ein hoher Zuckerkonsum auch das Risiko für zahlreiche Krankheiten erhöhen kann. Dazu zählen:

- Herz-Kreislauf-Erkrankungen
- Bluthochdruck
- Krebs
- Arthrose
- Arteriosklerose
- Demenz

Zucker kann auf verschiedene Art unserem Körper Schaden zufügen. Durch Glukose wird das Hormon Insulin freigesetzt, welches für die Regulierung des Blutzuckerspiegels verantwortlich ist. Bei einer zu hohen Zufuhr an Zucker ist dieser dauerhaft hoch, das Insulin verliert seine Wirkung, und die Folge ist, dass die Zellen irgendwann nicht mehr auf das Insulin reagieren können. Dieses Phänomen nennen wir auch Insulinresistenz – und diese wiederum begünstigt Diabetes und behindert die Fettverbrennung. Übergewichtige, die viel Zucker zu sich nehmen, haben ein besonders hohes Risiko, an Diabetes zu erkranken. Diabetes wiederum kann in schlimmen Fällen zu einem Schlaganfall und Herz-Kreislauf-Erkrankungen führen.

Auch greift Zucker die Zähne an und verursacht Karies. Nun sind in unserem Körper die Zähne das mit Abstand härteste Material. Können Sie sich vorstellen, was Zucker mit wesentlich weicherem Material anstellen kann, wenn er es bereits schafft, die Zähne zu ruinieren? Die Säure, die den Zahnschmelz kaputt macht, ist dieselbe, die auch allen anderen

Organen Schaden zufügt. Und in der Tat – es gibt fast keinen Bereich in unserem Körper, auf den Zucker nicht eine negative Auswirkung hätte.

So zerstört Zucker das Gleichgewicht unserer Darmflora – was dazu führt, dass die Verdauung früher oder später darunter leidet. Die Darmflora – das sind die vielen Milliarden Mikroorganismen, die dafür sorgen, dass der Darm so arbeitet, wie er soll. Eine gut funktionierende, gesunde Darmflora ist für Gesundheit und Wohlbefinden unerlässlich. Gerät sie durch zu viel Zucker aus dem Gleichgewicht, kann es zu Entzündungen des Darms und daraus folgend zu Verdauungsschwierigkeiten kommen. Im schlimmsten Fall ist die Folge einer geschädigten Darmflora das sogenannte Leaky-Gut-Syndrom – also eine löchrige bzw. durchlässige Darmschleimhaut.

Auch unser Gehirn bleibt von den negativen Auswirkungen von zu viel Zucker nicht verschont. Zucker ist der Auslöser bestimmter Prozesse im Gehirn, die das Kurzzeitgedächtnis beeinträchtigen und zu Konzentrationsstörungen und schneller Ermüdung führen. Krankheiten wie Demenz, Angststörungen oder Depressionen werden ebenso mit Zucker in Verbindung gebracht wie ADHS bei Kindern und die Tendenz zu Aggressionen. Langfristige Studien haben gezeigt, dass Kinder sich durch die Reduzierung von Süßigkeiten deutlich besser konzentrieren konnten und dass bei erwachsenen Angst- und Depressions-Patienten eine deutliche Besserung der Krankheitssymptome eintrat.

Wer lange leben und lange jugendlich aussehen will (und wer will das nicht?), sollte ebenfalls Zucker meiden. Unsere Haut wird durch Zuckerkonsum anfälliger für Entzündungen, wird schlaff und uneben. Zucker beschleunigt die Entstehung von AGE's. Darunter verstehen wir Endprodukte der Kohlenhydrat-Verdauung (engl: advanced glycation endproducts). Diese AGE's bewirken ein „Verzuckern" der Moleküle unseres Körpers, was bewirkt, dass die Zellen schneller altern. Zucker lässt uns also nicht nur schneller alt aussehen, sondern tatsächlich auch schneller altern.

Wir haben nun gesehen, dass Zucker sich auf so gut wie alle Organe und Prozesse in unserm Körper negativ auswirkt, dass er äußerst ungesund und sogar gefährlich ist. Dazu kommt, dass Zucker zwar eine Menge Kalorien liefert, dafür aber keinen Nährwert darstellt. Wir sprechen hier auch von den sogenannten „leeren" Kalorien.

Aber gibt es denn eigentlich Alternativen zum Zucker? Ja, die gibt es. Hierzu gehören Kokoszucker, Stevia, oder auch Xylit. Diese süßen ebenfalls – aber ohne die schädlichen Wirkungen von Zucker zu haben.

Es ist jedoch ratsam, sich das Süßen von Mahlzeiten oder Getränken schrittweise abzugewöhnen. Sie werden sehen, dass Sie – wenn Sie erst einmal entwöhnt sind - früher oder später den süßen Geschmack nicht mehr „brauchen". Seit ich so gut wie keinen Zucker mehr zu mir nehme, empfinde ich beispielsweise Erdbeeren oder Pfirsiche bereits als fast unerträglich süß. Auch gesüßter Kaffee oder

Schokolade schmecken mir einfach nicht mehr – ich bin vom Zucker entwöhnt, und meine Geschmacksnerven sind wieder empfindlich für „normale" Geschmäcker.

Hier noch einmal die negativen Auswirkungen von Zucker zusammengefasst:

- Zucker führt zu Übergewicht
- Zucker zerstört die Darmflora und führt zu Entzündungen und Verdauungsproblemen
- Zucker begünstigt das Entstehen von Diabetes
- Zucker erhöht das Risiko von Herz-Kreislauf-Erkrankungen
- Zucker fördert psychische Erkrankungen wie Demenz, Depressionen und Angststörungen
- Zucker verlangsamt die Konzentrationsfähigkeit und führt zu schneller Ermüdung
- Zucker beschleunigt den Alterungsprozess

KAPITEL 4
BIN ICH EIN ZUCKERJUNKIE? – EIN TEST

Wie ist es um Ihr Essverhalten bestellt? Essen Sie (zu) viel Süßes? Sind Sie womöglich bereits von Zucker abhängig? Lassen Sie es uns gemeinsam herausfinden! Dazu müssen Sie die folgenden Fragen ehrlich (!) beantworten.

- Frage 1: Essen Sie jeden Tag Süßes?

- Frage 2: Haben Sie schon ein- oder auch mehrmals versucht, ohne etwas Süßes auszukommen, haben es aber nicht durchgehalten?

- Frage 3: Essen Sie Süßes oft als Belohnung oder gegen Stress, Angst etc., und haben Sie nach dem Verzehr auch das Gefühl, es geht Ihnen psychisch besser?

- Frage 4: Haben Sie einen heimlichen Vorrat an Süßigkeiten – sowohl zu Hause als auch im Büro?

- Frage 5: Werden Sie unruhig, wenn dieser Vorrat zur Neige geht?

- Frage 6: Fühlen Sie sich nach dem Genuss von Süßem oft schuldig oder auch wütend auf sich selbst?

- Frage 7: Essen Sie oft und gern Fast Food und/oder Fertiggerichte?

- Frage 8: Schaffen Sie es selten bis nie, z.B. nur ein Stück Schokolade zu essen anstelle der ganzen Tafel?

- Frage 9: Ist für Sie das Dessert der wichtigste Teil der Mahlzeit?

- Frage 10: Fühlen Sie sich oft müde, schlapp und ausgelaugt?

Nun addieren Sie die Anzahl Ihrer Ja-Antworten. Kommen wir also zu Stunde der Wahrheit!

Sie haben 0 bis 2 mal mit Ja geantwortet:

Sie müssen sich keine Sorge machen, denn Sie sind weit davon entfernt, ein Zuckerjunkie zu sein. Sie können Ihren Zuckerverbrauch problemlos steuern.

Sie haben 3 bis 6 mal mit Ja geantwortet:

Zuckersüchtig sind Sie nicht. Aber doch schon ein echtes Leckermäulchen. Achten Sie auf Ihren Zuckerverbrauch, damit er nicht irgendwann doch einmal problematisch wird.

Sie haben 7 bis 10mal mit Ja geantwortet:

Sie sind sehr wahrscheinlich abhängig von Zucker und können sich ein Leben ohne das süße weiße Kristall gar nicht mehr vorstellen. Sie brauchen Süßes wie der Raucher die Zigarette. Und ebenso wie der Raucher werden Sie müde, gereizt und übellaunig, wenn Sie gerade nicht an die „Droge" herankommen. Ziemlich wahrscheinlich haben Sie auch bereits ein paar Kilos zu viel auf den Hüften. Höchste Zeit, etwas zu unternehmen und dem Zuckerteufel den Kampf anzusagen, finden Sie nicht?

KAPITEL 5
DIE ZUCKER-DETOX – IN 14 TAGEN ZU EINEM ZUCKERFREIEN LEBEN

Im folgenden Kapitel möchte ich Ihnen eine Zucker-Detox vorstellen – also ein 14-Tage-Programm zur Zuckerentwöhnung. Was bedeutet Zucker-Detox? Das Wort Detox kann man mit „Entgiftung" übersetzen. Ziel einer Detox ist es, den Körper der betreffenden Person von ungesunden Stoffen, Giften und Schlacken zu befreien und dieser zu einem verbesserten Wohlbefinden und einer stabileren Gesundheit zu verhelfen. Das bedeutet, die Zucker-Detox soll Ihnen helfen, Ihre Abhängigkeit von Zucker und dessen negativen Auswirkungen zu besiegen.

Dies erfolgt durch eine Ernährungsumstellung – sprich, sämtliche Nahrungsmittel, die viel Zucker bzw. Kohlenhydrate und künstliche Zusatzstoffe enthalten, werden vom Speiseplan gestrichen und durch zuckerfreie, kohlenhydratarme frische Lebensmittel und viel Flüssigkeit ersetzt. Sie müssen also die kommenden zwei Wochen auf Produkte verzichten, die zuckerhaltig sind und/oder denen Zucker zugesetzt ist. Dabei ist auf jeden Fall zu beachten, dass in vielen Dingen ja versteckte Zucker enthalten sind. Auch diese Nahrungsmittel haben während der Detox nichts auf Ihrem Teller verloren.

Die Detox wird Sie dabei unterstützen, Ihr Verlangen nach Süßem zu überwinden. Sie empfiehlt sich ebenfalls für eine dauerhafte Ernährungsumstellung hin zu einer neuen, ausgewogenen und gesunden Ernährungsweise. Das heißt, Sie können nach den 14 Tagen entweder wieder langsam Kohlenhydrate in Ihre Ernährung integrieren – möglicherweise werden Sie aber auch feststellen, dass Ihnen die Low Carb Ernährung gefällt und gut bekommt, dann spricht nichts dagegen, dauerhaft dabei zu bleiben.

Eine Zucker-Detox hat mehrere Vorteile: Zum einen werden die schädlichen Konsequenzen des Zuckerkonsums gestoppt und damit das Risiko vieler Krankheiten verringert. Mit Sicherheit wird die Detox eine Gewichtsabnahme zur Folge haben. Für viele ist diese sogar die einzige oder zumindest die wichtigste Motivation, eine solche durchzuführen. Grund dafür ist, dass der Körper durch die verminderte Kohlenhydratzufuhr seinen Zuckerüberschuss abbaut und deshalb zur Fettverbrennung auf das vorhandene Körperfett zurückgreift.

Seien Sie darauf vorbereitet, dass Sie sich in den ersten zwei bis drei Tagen der Entwöhnung öfter als gewöhnlich müde und schlapp fühlen werden. Auch über vermehrte Kopfschmerzen klagen einige in der Anfangszeit der Detox. Sie wissen ja, wie es ist: Sie sind müde, essen ein Stück Schokolade und fühlen sich aufgrund des Insulinkicks sofort wieder wach und voller Energie. Aber Sie wissen ebenfalls: Dieser

Energieschub ist nur von kurzer Dauer, und nach nicht allzu langer Zeit fühlen Sie sich noch ausgelaugter als vorher. Wenn Sie nun auf Zucker verzichten, wird Ihr Körper ein paar Tage brauchen, um den Energiespiegel auszugleichen. Sie werden sehen – Durchhalten lohnt sich, denn ist das Energielevel einmal ausbalanciert, werden Sie sich durchweg besser, ausgeglichener und munterer fühlen. Ebenfalls werden eventuelle Probleme mit der Haut ziemlich schnell verschwinden.

Ebenso müssen sie damit rechnen, dass die Entgiftung in den ersten Tagen zu Stimmungsschwankungen führen kann. Dies gilt besonders dann, wenn Sie es bisher gewöhnt waren, viel Zuckerhaltiges zu sich zu nehmen. Wahrscheinlich werden Sie dann zu Beginn mit heftigen Heißhungerattacken auf Süßes zu kämpfen haben. Auch hier gilt: Stark bleiben, diese Attacken werden ebenfalls nach wenigen Tagen vorbei sein. Hilfreich ist hier viel Wasser und fettige Snacks wie Erdnüsse oder Avocados. Der Soforthilfe gegen Heißhunger habe ich an späterer Stelle ein eigenes

Kapitel gewidmet.

Vielleicht haben sie ja Glück, und all diese Begleiterscheinungen der ersten Tage bleiben Ihnen erspart. Falls nicht – sind Sie hiermit gewappnet, und werden nicht beim ersten kleinen Problem das Handtuch werfen.

Eines kann ich Ihnen versprechen: Wenn Sie die Detox durchhalten, werden Sie von der positiven Wirkung begeistert sein! Sie werden überrascht sein, wie viel intensiver und sensibler Ihr Geschmackssinn sein wird. Es ist gut möglich, dass Ihnen Cola, Kuchen und Schokolade dann unangenehm süß schmecken und Sie gar kein Bedürfnis mehr nach zuckerhaltigen Nahrungsmitteln haben werden. Bei mir war dies der Fall.

Sie werden nach einer Zuckerentwöhnung einen viel feineren Sinn dafür haben, in welchen Produkten Zucker enthalten ist, welche Ihnen gut tun und welche nicht. Heißhungerattacken werden ausbleiben, und wenn doch mal eine auftritt, werden Sie sie viel leichter als früher kontrollieren und steuern können.

Bevor wir in medias res gehen, noch ein Tipp: Grundsätzlich ist eine Zucker-Detox gesund und für fast jeden geeignet. Diabetier, Schwangere und Stillende sollten jedoch lieber davon Abstand nehmen. Wenn Sie unsicher sind, konsultieren Sie vor der Entgiftung Ihren Hausarzt.

Vorbereitung

Wenn Ihre Zucker-Detox Erfolg haben soll, ist eine gute Vorbereitung wichtig. Dazu gehört, dass die „erlaubten" Lebensmittel eingekauft, die „verbotenen" aus der Wohnung entfernt werden.

Folgende Nahrungsmittel werden in den kommenden 2 Wochen tabu sein:

- Kartoffeln
- Brot
- Nudeln

- weißer Reis
- weißes Mehl
- Süßigkeiten
- fruktosereiche Obstsorten wie Bananen, Äpfel, Birnen, Ananas, Pfirsiche
- zuckerhaltige Getränke
- Alkohol

Das klingt hart, aber es gibt viele leckere Gerichte, die man ohne Zucker und Kohlenhydrate zaubern kann. Und es gibt jede Menge Tricks, um nicht völlig auf die Lieblingsspeisen verzichten zu müssen. So kann man „Nudeln" aus Zucchini, Karotten oder Kürbis herstellen. Auch auf Pizza muss nicht verzichtet werden – wenn man den Boden statt aus Weißmehl aus Blumenkohl und Parmesan herstellt. Beim Kuchenbacken wird das Weizen- durch Nuss Mehl ersetzt, und Avocado hat sich als hervorragendes Mittel zum Süßen erwiesen.

Bereiten Sie sich gut auf die Ernährungsumstellung vor. Entfernen Sie alle „verbotenen" Lebensmittel aus

Ihrem Haushalt. Denn ganz sicher werden Momente der Versuchung kommen, und was Sie nicht im Haus haben, können Sie auch nicht essen. Planen Sie Ihre Mahlzeiten im Voraus, und kaufen Sie rechtzeitig dafür ein. Sammeln Sie vor dem Start ausreichend abwechslungsreiche Rezepte. Hilfreich kann es sein, ein Ernährungsprotokoll zu führen – so können Sie sich täglich Ihre Fortschritte vor Augen halten.

Der Ernährungsplan sieht täglich drei Mahlzeiten und zwei Snacks vor. Auf diese Weise müssen Sie mit keinen Schwankungen Ihres Blutzuckerspiegels rechnen. Ganz wichtig während der Detox ist die Flüssigkeit. Trinken Sie täglich zwei bis drei Liter stilles Wasser oder ungesüßte Kräutertees.

Falls Sie die Entwöhnung auch mit dem Ziel einer Gewichtsabnahme verbinden, notieren Sie sich am ersten Tag Ihr Gewicht. Messen Sie ebenfalls am ersten Tag Ihre Körpermaße und den Blutdruck. Auf diese Weise können Sie im Laufe der Detox die Veränderungen genau erkennen und am besten auch schriftlich festhalten. Verbesserte Blutwerte, ein geringerer Hüftumfang und gepurzelte Pfunde werden Sie mit Stolz erfüllen und Ihre Motivation erhalten.

Der Entgiftungs-Plan teilt sich in drei Phasen ein, und zwar:

- Tag 1 bis Tag 3
- Tag 4 bis Tag 10
- Tag 11 bis Tag 14

Besonders von Tag 1 bis Tag 3 müssen Sie viele Lebensmittel vermeiden. Das wird der härteste Teil! Aber wenn Sie das geschafft haben, können ab dem vierten Tag wieder mehr Nahrungsmittel in Ihren Speiseplan integriert werden. Ab dem 11. Tag ist vorgesehen, schrittweise auch wieder gesunde und ballaststoffreiche Kohlenhydrate in den Plan aufzunehmen.

Allerdings bestimmen Sie den Speiseplan teilweise auch selbst. Wenn Sie eine dauerhafte kohlenhydratreduzierte Ernährung für sich planen, können Sie auch die zweite Phase (Tag 4 bis 10) entsprechend bis zum letzten Tag der Detox verlängern bzw. sich auch künftig weitgehend daran orientieren.

Detox-Phase 1: Tag 1 bis 3

In den ersten drei Tagen der Entgiftung sind folgende Lebensmittel tabu:

- Nudeln
- weißer Reis
- Kartoffeln, auch Süßkartoffeln
- Brot und Backwaren
- Müsli und Getreide
- Mais
- Hülsenfrüchte
- Kuchen
- Süßigkeiten
- Couscous
- Fertiggerichte
- Fertigsaucen wie Ketchup, Mayonnaise,

Barbecuesauce
- Fast Food
- Fruchtsaft, Cola, Limonade
- Milch und Milchprodukte
- Margarine und anderer Butterersatz
- Zucker und andere Süßungsmittel
- Sonnenblumenöl, Maisöl
- Alkohol

Und dies sind die Lebensmittel, die in den ersten drei Tagen erlaubt sind:

- Fast alle Gemüsesorten – Blumenkohl, Brokkoli, Aubergine, Zucchini, Tomaten, Gurken, Lauch, Fenchel, Spargel, Spinat, Fenchel, alle Kohlsorten, alle Salatsorten, Radieschen, Sellerie, Pilze, Zwiebeln, Knoblauch
- Fleisch und Geflügel
- Fisch und Meeresfrüchte
- Eier
- Nüsse und Samen
- Zitronen und Limetten

- Olivenöl, Nussöl, Kokosöl, Rapsöl, Leinsamenöl
- Butter und Butterschmalz
- Wasser, ungesüßter Tee, ungesüßter Kaffee (max. 2 Tassen pro Tag)

Die ersten drei Tage der Detox werden die meiste Disziplin erfordern. Bleiben Sie stark! Drei Tage werden vergehen wie im Flug, und ab Tag 4 wird die Liste der „erlaubten" Lebensmittel bereits erweitert.

Und so könnte ein Tag in Phase 1 der Zucker-Detox aussehen:

Frühstück

Tomaten-Spinat-Omelett (9 g Kohlenhydrate p.P.)

Zutaten für 2 Personen:

- 4 Eier
- 3 Kirschtomaten, halbiert
- 100 g frischer Spinat
- 1 Frühlingszwiebel, in Scheiben geschnitten
- 1 EL Rapsöl
- eine Prise Muskat
- Salz und Pfeffer

Zubereitung:

1. Das Öl in einer Pfanne erhitzen und die Frühlingszwiebel darin anbraten.
2. Den Spinat dazugeben und etwa 5 Minuten mitbraten. Währenddessen die Eier verquirlen und mit Salz, Pfeffer und Muskat würzen.
3. Die Eier-Mischung und die Kirschtomaten in die

Pfanne geben und auf mittlerer Stufe stocken lassen. Nach 3 bis 4 Minuten das Omelett wenden und von der anderen Seite ebenfalls 4 Minuten stocken lassen und anschließend servieren.

Mittagessen

Ratatouille (8 g Kohlenhydrate p.P.)

Zutaten für 2 Personen:

- 1 Zucchini, in Scheiben geschnitten
- 1 Aubergine, halbiert und in Scheiben geschnitten
- 2 Paprikaschoten (rot und gelb) in grobe Stücke geschnitten
- 3 Fleischtomaten, geviertelt
- 1 Zwiebel, feingehackt
- 2 Knoblauchzehen, gepresste
- 2 EL Olivenöl
- Rosmarin, Thymian und Basilikum nach Geschmack
- Salz und Pfeffer nach Geschmack

Zubereitung:

1. In einer Pfanne das Olivenöl erhitzen und Zwiebel und Knoblauch darin etwa 3 Minuten

anbraten.
2. Aubergine, Zucchini und Paprika dazugeben und alles für etwa 5 Minuten dünsten.
3. Dann die Tomaten hinzufügen und die Mischung für 15 Minuten auf niedriger Stufe köcheln lassen.
4. Mit Salz, Pfeffer und den Kräutern abschmecken und servieren!

Abendessen

Chili con Carne (8 g Kohlenhydrate p.P.)

Zutaten für 2 Personen

- 400 g Rinderhack
- ½ rote Paprika, in Stücke geschnitten
- ½ grüne Paprika, in Stücke geschnitten
- 4 Tomaten, geviertelt
- 150 ml Tomatensaft
- 1 Zwiebel, feingehackt
- 2 Knoblauchzehen, gepresst
- ½ grüne Chilischote, feingehackt
- ½ rote Chilischote, feingehackt
- 1 EL Olivenöl
- 1 TL Kreuzkümmel, gemahlen
- 1 Spritzer Tabasco
- Salz und Pfeffer nach Geschmack

Zubereitung:

1. In einer Pfanne das Öl erhitzen und Fleisch und Zwiebel anbraten.
2. Nach etwa 3 Minuten den Knoblauch hinzugeben und die Mischung weitere 4 bis 5 Minuten braten, bis das Fleisch durch ist und eine goldbraune Farbe erlangt hat.
3. Dann die restlichen Zutaten hinzufügen und das Chili mindestens eine Stunde auf niedriger bis mittlerer Stufe garen. Dann kann serviert werden.

Snack

Zweimal am Tag – jeweils zwischen den Hauptmahlzeiten - ist ein Snack erlaubt bzw. sogar sinnvoll. Dies können Gemüsesticks aus Paprika, Gurke oder Karotte sein, oder auch eine Handvoll Nüsse.

Detox-Phase 2: Tag 4 bis Tag 10

Nach dem dritten Tag können Sie zu der unter Phase 1 beschriebenen Liste wieder folgende Nahrungsmittel integrieren:

- Milchprodukte, z.b. Naturjoghurt, Käse, Sahne
- Hülsenfrüchte
- Obst

Folgendermaßen könnte Ihr Speiseplan an einem Tag von Phase 2 aussehen:

Frühstück

Käse-Muffins (4g Kohlenhydrate p.P.)

Zutaten für 2 Personen

- 3 Eier
- 3 Eiweiß
- 100g geriebener Käse, z.B. Emmentaler, Gouda, Parmesan, Cheddar

- 100g Gemüse nach Wahl, z.B. Zucchini, Brokkoli, Karotten
- frische Kräuter nach Wahl, z.B. Oregano, Estragon, Thymian
- 2 EL Milch
- 1 TL Leinsamenöl
- Salz und Pfeffer nach Geschmack

Zubereitung:

1. Den Backofen auf 180°C vorheizen und mit dem Öl die Muffin-Formen einfetten.
2. Gemüse in sehr kleine Stücke schneiden, Kräuter feinhacken, dann beides in die Muffinformen geben, bis diese etwa zu einem Drittel gefüllt sind.
3. Jeder Form einen EL geriebenen Käse zugeben
4. In einer Schüssel, Eier, Eiweiß mit der Milch vermengen, bis eine gleichmäßige Konsistenz entsteht. Dann die Eiermischung ebenfalls in die Formen geben.
5. Muffins für 20 bis 30 Minuten backen, bis sie eine goldbraune Farbe erreicht haben.

6. Abkühlen lassen und servieren.

Tipp: Sie können sowohl nur eine als auch eine Mischung mehrerer Gemüsesorten verwenden. Das Gleiche gilt für den Käse.

Mittagessen

Auberginen mit Schafskäse überbacken (8g Kohlenhydrate p.P.)

Zutaten für 2 Personen

- 1 große Aubergine oder 2 kleine, in Scheiben geschnitten
- 3 bis 4 Fleischtomaten, in Scheiben geschnitten
- 1 Packung Schafskäse
- 2 Frühlingszwiebeln, feingehackt
- 3 Knoblauchzehen, gepresst
- 3 bis 4 EL Olivenöl
- 2 EL Gemüsebrühe
- Salz und Pfeffer nach Geschmack

Zubereitung

1. Eine Auflaufform mit etwas Olivenöl einfetten und die Auberginenscheiben darin auslegen. Mit Salz und Pfeffer würzen.

2. Die Tomatenscheiben darüber platzieren und ebenfalls salzen und pfeffern. 2 EL Olivenöl darüber geben.
3. Die Frühlingszwiebeln und den Knoblauch über das Gemüse geben darauf legen, die Brühe darüber träufeln und alles bei etwa 150°C für 30 Minuten backen.
4. Den Schafskäse zerbröseln, das restliche Öl darüber träufeln und weitere 10 Minuten backen. Dann kann serviert werden.

Tipp: Statt Aubergine eignen sich für dieses Gericht auch Zucchini oder eine Kombination aus beiden.

Abendessen

Thailändisches Hähnchen-Curry (10g Kohlenhydrate p.P.)

Zutaten für 2 Personen

- 400 g Hähnchenbrust, gewürfelt
- 1 rote Paprika, Streifen geschnitten
- 350 ml Kokosmilch
- 1 Frühlingszwiebel, in Streifen geschnitten
- ½ rote Chilischote, feingehackt
- 1 Knoblauchzehe, gepresst
- 1 EL Currypulver
- 1 TL Sojasauce
- 1 EL Kokosöl
- 12 g Koriander, klein gehackt

Zubereitung:

1. Das Öl in einer Pfanne erhitzen und die Hähnchenbrust darin scharf anbraten. Nach etwa 2 Minuten die Paprika hinzugeben und für weitere

3 Minuten mitbraten.
2. Die Zwiebel dazugeben und alles eine weitere Minute braten.
3. Kokosmilch, Sojasauce, Knoblauch, Curry und Chili hinzugeben und alles für etwa 5 bis 7 Minuten köcheln lassen.
4. Zum Schluss den Koriander hinzufügen und servieren.

Tipp: Statt Hähnchenbrust können Sie dieses Gericht auch mit Garnelen zubereiten. Dann allerdings die Garnelen nicht zuerst anbraten, sondern zusammen mit der Kokosmilch dem Rest hinzufügen.

Auch in Phase 2 wird zwischen den Hauptmahlzeiten ein Snack empfohlen. Neben Gemüsesticks und Nüssen sind jetzt auch Käsewürfel, etwas Naturjoghurt oder Obst erlaubt.

Detox-Phase 3: Tag 11 bis Tag 14

Die letzte Phase der Entgiftung dient dazu, dass Sie sich auf das Leben nach der Detox vorbereiten. Wohin soll die Reise gehen? Wollen Sie dauerhaft kohlenhydratfrei bleiben? Falls ja, behalten Sie die Ernährungsform von Phase 2 bei. Ansonsten sind ab dem 11. Tag der Detox folgende Lebensmittel zusätzlich erlaubt:

- Vollkornprodukte
- Essig
- Senf
- Tomatenmark

Auch hin und wieder eine kleine „Sünde" in Form eines kleinen Stückchens dunkler Schokolade oder eines kleinen Glases Rotwein ist nun wieder gestattet.

So könnte ein Tag während Phase 3 aussehen:

Frühstück

Krabben-Omelett (4 g Kohlenhydrate p.P.)

Zutaten für 2 Personen

- 4 Eier
- 60 g Krabben, geschält
- 1 TL Emmentaler, geraspelt
- 2 Frühlingszwiebeln, in Scheiben geschnitten
- 1 TL Butter
- 1 EL Sahne
- Salz und Pfeffer nach Geschmack

Zubereitung:

1. Eier mit Sahne und Käse zu einer homogenen Masse verquirlen und mit Salz und Pfeffer würzen
2. Die Butter in einer Pfanne erhitzen und die Ei-Käse-Sahne-Mischung hineingeben. Stocken lassen

3. Sobald das Omelett goldbraun ist, wenden und von der anderen Seite ebenfalls stocken lassen.
4. Krabben mit Frühlingzwiebeln vermengen, auf das Omelett geben und servieren.

Mittagessen

Lachs auf Spinat und Feta (5 g Kohlenhydrate p.P.)

Zutaten für 2 Personen

- 2 Lachsfilets à ca. 150 bis 180g
- 50 g frischer Spinat
- 100 g Schafskäse, zerbröselt
- 80 g Frischkäse
- 2 Frühlingszwiebeln, feingehackt
- 1 EL Olivenöl
- Salz und Pfeffer nach Geschmack

Zubereitung:

1. Den Backofen auf 180°C vorheizen
2. Den Spinat mit dem Schafskäse und dem Frischkäse vermengen, dann dieser Mischung die Frühlingszwiebeln hinzufügen.
3. Beide Lachsfilets mit der Spinat-Käse-Mischung bestreichen, Olivenöl darüber geben und den

Tom Wiest

Fisch für 20 Minuten backen und dann servieren.

Abendessen

Rinderfilet mit Blumenkohl-Tabouleh (8g Kohlenhydrate p.P.)

Zutaten für 2 Personen

- 300 g Rinderfilet
- 1 Blumenkohl, in sehr kleine Stücke geschnitten
- 2 Tomaten, geviertelt
- 1 Stängel frische Minze, feingehackt
- 1 Stängel frische Petersilie, feingehackt
- 1 EL Zitronensaft
- 1 EL Apfelweinessig
- 2 EL Olivenöl
- 1 Knoblauchzehe, gepresst
- 1 EL Tomatenmark
- Salz und Pfeffer nach Geschmack

Zubereitung:

1. Den kleingeschnittenen Blumenkohl in eine

Schüssel geben. Tomaten, Minze und Petersilie hinzugeben und mit Salz und Pfeffer würzen
2. Das Olivenöl mit Knoblauch und Zitronensaft vermischen, über das Tabouleh geben und gut vermischen.
3. Das Tabouleh etwa 30 Minuten durchziehen lassen, in dieser Zeit Tomatenmark und Essig zu einer Sauce vermengen.
4. Die Rinderfilets von beiden Seiten je nach Garungswunsch braten, die Sauce darüber geben und mit dem Tabouleh servieren.

Tipp: Statt Rinderfilet können Sie auch Lammfilet verwenden.

Zwischen den Hauptmahlzeiten gibt es jeweils einen kleinen Snack – Obst, Gemüse, Nüsse, Käse oder Joghurt.

Mit diesen Rezepten haben Sie eine Inspiration erhalten, wie ein Tag während der Detox ablaufen könnte. Einige Beispiel – dieses Buch soll bewusst kein Kochbuch, sondern ein Ratgeber sein.

Versuchen Sie sich an neuen Rezepten, probieren Sie Ihre eigenen Kreationen aus! Ihrer Phantasie sind keine Grenzen gesetzt, solange Sie sich an dies Liste der empfohlenen Lebensmittel halten.

KAPITEL 6
ZUCKER-DETOX UND GEWICHTSABNAHME

Auch wenn eine Entwöhnung aufgrund der vielen negativen Wirkungen von Zucker für jeden empfehlenswert ist, ist für viele Menschen der Hauptgrund, eine solche durchzuführen, der Wunsch Gewicht zu verlieren. Der viele Jahre und Jahrzehnte so verbreitete Slogan „Fett macht fett" ist längst widerlegt und man weiß, dass in erster Linie Zucker bzw. Kohlenhydrate für Übergewicht verantwortlich sind.

Warum ist das eigentlich so? Es gibt mehrere Gründe hierfür, und der Hauptgrund ist der sogenannte glykämische Index (GI). Dieser ist ein Messwert dafür, wie stark der Blutzucker nach dem Verzehr eines bestimmten Lebensmittels ansteigt. Und bei Zucker ist der glykämische Index ebenso wie bei allen kohlenhydratreichen Nahrungsmitteln sehr hoch. Die Folge davon ist, dass Blutzucker und Insulin rasch in die Höhe schnellen, was eine verstärkte Speicherung von Fett in den Körperzellen bewirkt. Nach der Aufnahme von Kohlenhydraten sinken Blutzucker- und Insulinspiegel ebenso schnell wieder, was die gefürchteten Heißhungerattacken auslöst. Das bedeutet, dass die erhöhten Blutfettwerte nicht nur zahlreiche Krankheiten, sondern eben auch eine Gewichtszunahme zur Folge haben können.

Je mehr Insulin sich im Blut befindet, desto schneller kann der Zucker in die Zellen des Körpers transportiert werden. Dort wird die überschüssige Energie in Fett verwandelt, das sich so gern auf unseren Hüften und Oberschenkeln festsetzt. Sinkt der Insulinspiegel, geben die Körperzellen schnell das Signal, erneut Hunger zu haben – ergo, man nimmt wieder Kohlenhydrate zu sich. Wir „füttern" also unsere Zellen mit Zucker, und je mehr wir sie damit füttern, umso mehr steigt unsere Gier nach Zucker. Ein Teufelskreis! Der nicht nur dazu führt, dass wir immer mehr zunehmen, sondern auch zu einer Verfettung der inneren Organe – insbesondere der Leben – führen kann. Letzteres hat dann zur Folge, dass der Körper nicht mehr richtig entgiftet wird, die Blutfettwerte damit ansteigen, was ebenfalls eine Gewichtszunahme bedeutet.

Deshalb: Wenn Sie abnehmen wollen oder müssen, kommen Sie nicht darum herum, vor allem Zucker und andere Kohlenhydrate zu reduzieren.

Mit einer Zucker-Detox werden Sie auf jeden Fall an Gewicht verlieren. Und zwar, weil durch den Entzug der Kohlenhydrate der Körper über keinen Zuckerüberschuss mehr verfügt, den er in Fett umwandelt. Also greift er auf das Fett zurück, das bereits vorhanden ist und baut es nach und nach ab. Empfehlenswert ist es, die Detox mit viel Sport zu unterstützen. Sport hilft nicht nur, Fett abzubauen, er ist auch ein prima Ausgleich gegen Stress. Und last but not least kann man sich mit Sport wunderbar von Gedanken an Kekse und Schokolade ablenken.

KAPITEL 7
10 TIPPS GEGEN HEISSHUNGERATTACKEN

Wenn Sie daran gewöhnt sind, regelmäßig Süßes zu sich zu nehmen, ist die Umstellung sicher nicht einfach. Vor allem die ersten Tage könnten hart werden. Es wird nicht ausbleiben, dass Heißhungerattacken Sie überfallen.

Ich kann nur sagen: Halten Sie durch! Es lohnt sich! Neben einem eisernen Willen gibt es einige Tricks und Kniffe, wie Heißhungerattacken beizukommen ist. Dies sind die wichtigsten:

Kaufen Sie bewusst ein!

Verbannen Sie bereits vor der Detox sämtliche Süßigkeiten aus dem Haus. Machen Sie sich eine Einkaufsliste und kaufen sie strikt nur das ein, was darauf steht. Kaufen Sie NICHTS Süßes! So hat Heißhunger keine Chance. Was sie nicht im Haus haben, können Sie auch nicht essen – ganz einfach!

Essen Sie regelmäßig und abwechslungsreich!

Mit einem ausgewogenen gesunden Speiseplan halten Sie Ihren Blutzuckerspiegel im Gleichgewicht. Damit hat der Heißhunger deutlich weniger Chancen. Lassen Sie auch keine Mahlzeiten aus!

Soforthilfe Pfefferminze!

Ist Ihnen schon einmal Folgendes aufgefallen? Sie haben kurz vor dem Schlafengehen noch einmal einen „kleinen Hunger". Sie widerstehen, putzen sich die Zähne und gehen zu Bett. Und stellen plötzlich fest, dass der Hunger schlagartig verflogen ist. Grund dafür ist der Pfefferminzgeschmack der Zahnpasta, der das Hungergefühl unterdrückt. Pfefferminze ist daher eine sehr effektive Soforthilfemaßnahme bei Heißhungerattacken. Ich habe für solche Fälle immer zuckerfreien Kaugummi bei mir. Frische Minze, zuckerfreie Pfefferminzbonbons oder – wie gesagt – Zahnpasta haben aber eine ähnliche Wirkung.

Trinken Sie ausreichend!

Oft ist das Gefühl von Hunger nur ein Ausdruck von einem Mangel an Flüssigkeit und ist mit einem Glas Wasser bereits wieder verschwunden. Achten Sie also darauf, ausreichend zu trinken. Wasser füllt den Magen, reduziert das Hungergefühl und fördert die Entgiftung des Körpers. Trinken Sie also täglich 2 bis 3 Liter Wasser oder ungesüßte Kräutertees.

Finger weg von Light-Produkten!

Nicht nur Zucker an sich lässt den Blutzuckerspiegel in die Höhe schnellen. Das schaffen künstliche Süßstoffe ebenso. Sobald der

Insulinspiegel wieder fällt, entsteht Heißhunger. Meiden Sie daher nicht nur „normale" Cola, sondern auch Cola Light und andere Produkte, die mit künstlichen Süßstoffen versetzt sind.

Essen Sie zweimal täglich einen gesunden Snack!

Um Ihren Blutzuckerspiegel im Gleichgewicht zu halten, essen Sie zweimal am Tag zwischen den Hauptmahlzeiten gesunde Snacks. Das können Gemüsesticks, Nüsse oder (nach Tag 3) Obst oder Käsewürfel sein.

Lenken Sie sich ab!

Wenn Sie merken, dass eine Heißhungerattacke im Anmarsch ist, lenken Sie sich ab. Gehen Sie 10 Minuten um den Block, erledigen Sie eine Hausarbeit oder rufen Sie jemanden an. Sie werden sehen, der Hunger verfliegt so schnell, wie er gekommen ist.

Bewegen Sie sich ausreichend!

Ursache für Heißhungerattacken ist unter anderem Stress. Und Stress wird durch Bewegung abgebaut. Sorgen Sie daher für ausreichend Bewegung. Üben Sie nicht nur regelmäßig eine Sportart aus, die Ihnen Spaß macht, nutzen Sie auch im Alltag jede Gelegenheit sich zu bewegen. Fahren Sie öfter Fahrrad statt Auto, nehmen Sie nicht den Aufzug, sondern die Treppe.

Lernen Sie eine Entspannungstechnik!

Eine weitere tolle Möglichkeit, Stress – und damit eine der Ursachen für Heißhunger – auszuschalten, sind Entspannungstechniken wie Meditation oder Yoga. Lernen Sie eines davon oder auch beides. Wenn Sie regelmäßig meditieren oder Yoga-Übungen machen, bauen Sie eine Menge Stress ab. Dann haben Heißhungerattacken gar keine Chance.

Schlafen Sie ausreichend!

Es gibt erwiesenermaßen einen Zusammenhang zwischen Schlafmangel und Übergewicht. Oft entsteht Heißhunger durch Übermüdung. Sorgen Sie also dafür, dass sie jede Nacht 6 bis 8 Stunden schlafen.

KAPITEL 8
TIPPS FÜR DEN RESTAURANTBESUCH

Manchmal bleibt die Küche kalt, und Sie lassen sich gern mal im Restaurant verwöhnen? Vielleicht „müssen" Sie sogar gelegentlich auswärts essen, weil ihr Job Dienstreisen und Geschäftsessen mit sich bringt? Was sollten sie beachten, wenn Sie kohlenhydratfrei leben und im Restaurant essen? Nicht alle Restaurants kochen frisch. Häufig verwenden sie industriell hergestellte Zutaten wie Fertigdressings und Fertigsaucen. Dies sind in der Regel wahre Zuckerbomben. Aber es gibt auch im Restaurant einige Tricks, wie man dem Zuckerteufel entkommt. So entgehen Sie Zuckerfallen beim Essen gehen:

Allgemein

Fleisch und Fisch, aber auch Gemüsegerichte kommen oft in dicken, stärkehaltigen Saucen daher. In vielen Fällen handelt es sich dabei um Fertigsaucen. Auf der sicheren Seite sind Sie, wenn Sie sich gegrilltes Fleisch oder gegrillten Fisch bestellen. Bitten sie darum, dass Ihnen Saucen und Dressings separat serviert werden. Dann können Sie selbst entscheiden, was davon Sie essen werden und wieviel.

Wir gehen zum Italiener

Der Italiener macht es uns nicht leicht! Verbinden wir mit einem Abend in einem italienischen Restaurant doch in erster Linie Pasta und Pizza. Aber keine Angst, es gibt superleckeres italienisches Essen, das kaum Kohlenhydrate enthält. Zum Beispiel gegrilltes Fleisch und gegrillter Fisch mit einem frischen Salat und/oder knackigem Gemüse. Eine gute – und leichte – Alternative beim Italiener ist auch ein Antipasti-Teller oder eine Insalata Caprese.

Wir gehen zum Griechen

Im Gegensatz zum Italiener macht es der Grieche uns relativ leicht. Auf der Karte griechischer Restaurants finden sich zahlreiche low Carb freundliche Gerichte. Beispielsweise Hirtensalat mit Schafskäse, Lammspieße, gegrillter Fisch, viel Gemüse, nicht so viele „Versuchungen" in Form von Nudeln und Teigwaren. Vermeiden Sie kohlenhydratreiche Beilagen wie Reis oder Kartoffeln, konzentrieren sie sich auf Gemüse, Salat, Fisch und Fleisch, dann steht einem schönen Abend beim Griechen wirklich nichts im Wege.

Wir gehen zum Chinesen

Ich muss leider sagen, dass ich als Verfechter der Low Carb Ernährung chinesischen Restaurants und Takeways eher skeptisch gegenüberstehe. So gut wie jedes Hauptgericht kommt mit weißem Reis daher, Fleisch und Fisch werden oft frittiert. Wenn es denn aber der Chinese sein muss – dann sind Sie mit einem All-you-can-eat-Buffet am besten beraten. So können

Sie sehen, welches Fleisch unfrittiert ist und nicht in einer dicken sirupartigen Sauce ertrinkt. Sie können sich am Gemüse schadlos halten, den Reis dafür „unauffällig" weglassen.

Wir gehen ins Steakhaus

Hier gibt es eigentlich gar nicht viel zu sagen, denn wenn Sie auf Kohlenhydrate verzichten wollen, gibt es kaum ein passenderes und schmackhafteres Gericht als ein saftiges Steak. Genießen Sie es ohne Pommes frites und ohne Ofenkartoffel, dafür mit einem großen Teller mit knackigem Salat!

KAPITEL 9
SCHLUSSWORT – DAS LEBEN NACH DER ENTWÖHNUNG

Herzlichen Glückwunsch, Sie haben zwei Wochen Zuckerentwöhnung erfolgreich hinter sich gebracht. Ganz sicher haben Sie mehrere positive Veränderungen an sich festgestellt. Sie fühlen sich fitter, haben einen viel feineren Geschmackssinn und haben mit Sicherheit auch ein paar Kilogramm verloren.

Wäre es nicht toll, all diese positiven Effekte beizubehalten und auch nach der Detox auf Zucker zu verzichten oder dessen Konsum doch zumindest stark zu reduzieren? Behalten Sie die in den vergangenen 14 Tagen ausgeübten Gewohnheiten doch einfach bei!

Verbannen Sie Süßigkeiten, verarbeitete Lebensmittel, Cola, Fanta & Co am besten auch weiterhin von Ihrem Speiseplan. Lesen Sie beim Einkaufen aufmerksam die Zutatenlisten, ob gut getarnte Zucker in den Lebensmitteln enthalten sind. Bereiten Sie sich Ihre Mahlzeiten am besten immer aus frischen und gesunden Zutaten zu.

Gesunde Kohlenhydrate wie Hülsenfrüchte und Vollkornprodukte dürfen nach der Entgiftung selbstverständlich in Maßen wieder in den Speiseplan integriert werden. Wichtig ist nur, die Menge an Zucker möglichst niedrig zu halten. Selbstverständlich passen auch ein gelegentliches Glas Rotwein oder hin und wieder ein Stück – möglichst dunkle – Schokolade in den Plan. Nicht zuletzt deshalb, weil beides das Durchhalten deutlich erleichtert, zum anderen, weil sowohl Rotwein als auch dunkler Schokolade positive Wirkungen für die Gesundheit zugeschrieben werden.

Je dunkler Schokolade ist, umso höher ist der Anteil an Kakao darin. Und Studien haben gezeigt, dass kakaoreiche Schokolade blutdrucksenkend wirkt und vor Arterienverhärtungen schützt. Dies wiederum hat zur Folge, dass das Gehirn besser arbeiten kann und sich das Risiko eines Schlaganfalls reduziert. Auch enthält dunkle Schokolade Antioxidanten und schützt somit vor Krebs. Und sie enthält Phenylethylamine – jene Hormone, die auch im Zustand des Verliebtseins ausgeschüttet werden. Außerdem treibt dunke Schokolade den Blutzuckerspiegel im Gegensatz zu ihren braunen und weißen Geschwistern nicht in die Höhe.

Wichtig ist, dass Sie Ihr Essen immer genießen. Bereiten Sie sich Ihre Mahlzeiten also so zu, dass Sie Ihnen wirklich gut schmecken. Genießen Sie jeden Bissen, kauen Sie langsam. Erzählen Sie Freunden und Bekannten von Ihrem neuen zuckerfreien Leben. Dann werden diese – wenn Sie sie besuchen – nicht gerade Süßigkeiten auf den Tisch stellen. Motivieren

Sie ebenfalls Ihre Familie zu einer gesunderen Ernährung. Kochen Sie also keine „Extrawürste" beispielsweise für die Kinder, so werden auch diese sich daran gewöhnen, gesunde Nahrungsmittel zu sich zu nehmen.

Halten Sie Ihre Motivation aufrecht! Und wiederholen Sie den 14-Tage-Plan in gewissen Abständen. Viele Menschen belassen es nicht bei einer einzigen Zucker-Detox, sondern machen es sich zur Gewohnheit, diese regelmäßig zu wiederholen – beispielsweise einmal oder zweimal im Jahr. Und nicht wenige bleiben sogar für den Rest ihres Lebens komplett zuckerfrei, weil sie das verbesserte Wohlbefinden, die schönere Haut und nicht zuletzt die schlankere Figur nicht mehr missen möchten.

Ihr Tom Wiest

Im Anschluss möchte ich Ihnen eine Leseprobe eines meiner Bücher mitgeben. Ich hoffe Sie haben Gefallen daran.

RECHTLICHES UND IMPRESSUM

Das Werk einschließlich aller Inhalte ist urheberrechtlich geschützt. Der Nachdruck oder die Reproduktion, gesamt oder auszugsweise, sowie die Einspeicherung, Verarbeitung, Vervielfältigung und Verbreitung mit Hilfe elektronischer Systeme, gesamt oder auszugsweise, ist ohne schriftliche Genehmigung des Autors untersagt. Alle Übersetzungsrechte vorbehalten.

Die Inhalte dieses Buches wurden anhand von anerkannten Quellen recherchiert und mit hoher Sorgfalt geprüft. Der Autor übernimmt dennoch keinerlei Gewähr für die Aktualität, Richtigkeit und Vollständigkeit der bereitgestellten Informationen. Haftungsansprüche gegen den Autor, welche sich auf Schäden gesundheitlicher, materieller oder ideeller Art beziehen, die durch die Nutzung oder Nichtnutzung der dargebotenen Informationen bzw. durch die Nutzung fehlerhafter und unvollständiger Informationen verursacht wurden, sind grundsätzlich ausgeschlossen, sofern seitens des Autors kein nachweislich vorsätzliches oder grob fahrlässiges Verschulden vorliegt. Dieses Buch ist kein Ersatz für medizinische und professionelle Beratung und Betreuung.

Dieses Buch verweist auf Inhalte Dritter. Der Autor erklärt hiermit ausdrücklich, dass zum Zeitpunkt der Linksetzung keine illegalen Inhalte auf den zu verlinkenden Seiten erkennbar waren. Auf die verlinkten Inhalte hat der Autor keinen Einfluss. Deshalb distanziert der Autor sich hiermit ausdrücklich von allen Inhalten aller verlinkten Seiten, die nach der Linksetzung verändert wurden. Für illegale, fehlerhafte oder unvollständige Inhalte und insbesondere für Schäden, die aus der Nutzung oder Nichtnutzung solcherart dargebotener Informationen entstehen, haftet allein der Anbieter der Seite, auf welche verwiesen wurde, nicht aber der Autor dieses Buches.

© 2018 Evrim Dagdelen
Alle Rechte vorbehalten.

Evrim Dagdelen
Finkenweg 27
64695 Darmstadt

Printed in Germany
by Amazon Distribution
GmbH, Leipzig